AF385642

Dr Eugène PERDU

ANCIEN INTERNE DU SERVICE DE CHIRURGIE ET CHEF DU SERVICE DE RADIOLOGIE
A L'HÔPITAL INTERNATIONAL DE PARIS
MEMBRE DU SYNDICAT PROFESSIONNEL DE LA PRESSE SCIENTIFIQUE
ET DE PLUSIEURS SOCIÉTÉS SAVANTES

LA SCOLIOSE

Théorie complète

Nouveau Traitement

PARIS

A. MALOINE, ÉDITEUR

23-25, RUE DE L'ÉCOLE DE MÉDECINE, 23-25

1902

Dr Eugène PERDU

ANCIEN INTERNE DU SERVICE DE CHIRURGIE ET CHEF DU SERVICE DE RADIOLOGIE
A L'HOPITAL INTERNATIONAL DE PARIS
MEMBRE DU SYNDICAT PROFESSIONNEL DE LA PRESSE SCIENTIFIQUE
ET DE PLUSIEURS SOCIÉTÉS SAVANTES

LA SCOLIOSE

Théorie complète

Nouveau Traitement

PARIS

A. MALOINE, ÉDITEUR

23-25, RUE DE L'ÉCOLE DE MÉDECINE, 23-25

1902

A MON PÈRE, A MA MÈRE

A LA MÉMOIRE DE MA SŒUR LOUISETTE

A MON FRÈRE CHRISTIAN

A MES AMIS : A. PAPIN, E. LANGLOIS,
EDMOND NAISSANT ET MAURICE DURANDARD

A MONSIEUR L'ABBÉ A. GARET

Son élève.

A MES MAITRES DES FACULTÉS DE MÉDECINE
DE LILLE ET DE PARIS

A MONSIEUR LE DOCTEUR BILHAUT

Chirurgien de l'Hôpital International de Paris
qui a bien voulu nous confier le champ d'études si intéressant
que sont ses services.

A MON PRÉSIDENT DE THÈSE

MONSIEUR LE PROFESSEUR LANNELONGUE

Chirurgien de l'hôpital des Enfants-Malades,
Membre de l'Académie de médecine et de l'Académie des sciences,
Commandeur de la Légion d'honneur.

LA SCOLIOSE

Sa Théorie. Son Traitement.

Aborder l'étude de la scoliose, c'est embrasser d'un coup d'œil en même temps que l'effrayante complexité de cette étude, tout ce qu'il y a d'incertain et de problématique dans le bagage de nos conceptions actuelles.

Tenter d'en donner une définition complète englobant ses causes et ses effets, c'est déjà préjuger des solutions inconnues de nous, prendre un parti sans raison suffisante, jeter dans la balance un poids trop léger, qui, pour avoir troublé l'équilibre des arguments, n'arrêterait pas peut-être le triomphe de l'idée adverse.

Nous appellerons donc scoliose la déviation hors du plan sagittal de tout ou partie de la ligne vertébrale.

Il semblerait maintenant indiqué de donner une description détaillée du rachis scoliotique, de diviser en séries les diverses variétés observées, d'en faire une étude anatomo-pathologique complète ; mais, faire ainsi défiler les vitrines d'un musée de la scoliose, serait rééditer un exposé maintes fois fait avec précision et talent ; et les classifications sont si nombreuses, faites sur des bases si différentes, que leur nombre et leur variété témoignent énergiquement de l'unité de ce mal sous ses différentes manifestations.

Puisque l'objet de cette thèse est de donner une théorie des phénomènes successifs observés, nous préférons prendre une scoliose à son point initial, en observer en les expliquant les différentes modifications. Nous pourrons ainsi d'après les causes de la veille prévoir les effets du lendemain.

Un premier chapitre sera consacré à l'étude des origines du mal, de leur valeur et de leur fréquence. Dans d'autres chapitres, nous suivrons pas à pas ses évolutions consécutives.

Nous nous efforcerons d'en faire surgir la notion d'une cause *unique* sinon dans le principe du moins dans les suites, et lorsque nous aurons bien dégagé cette cause, bien mis en lumière ses différents modes d'action, nous saurons quels obstacles il convient de lui opposer.

CHAPITRE PREMIER

Point initial. Pathogénie.

Nous allons passer en revue les différentes causes assignées par les auteurs aux déformations scoliotiques et nous efforcer d'en apprécier la valeur.

CAUSES PRÉDISPOSANTES.

Théorie musculaire. — Une des premières théories émises fut celle que Mayow présenta en 1669 et dans laquelle il attribuait la scoliose au développement du squelette rachidien plus rapide que celui des muscles l'avoisinant. Il est facile de voir que des tractions bilatérales si bien équilibrées devaient produire la cyphose ou la lordose mais qu'elles étaient impuissantes à donner à la colonne vertébrale une forme dissymétrique.

Plus tard Eulembourg, J. Guérin, Sayre et Stromeyer proposèrent différentes théories dont le plan général était toujours celui-ci : inégales tractions des muscles latéraux entraînant une région rachidienne d'un côté.

On a fait à ces théories plusieurs objections :

D'abord Duchenne (de Boulogne) a montré que chez les scoliotiques, les groupes de muscles de la région convexe réagissaient à l'électricité aussi fortement que ceux du côté concave.

Il est donc certain que s'il existait là une inégalité de tension, cette inégalité, trop faible pour être décelée à l'épreuve du contact électrique, devait être considérée comme négligeable.

De plus, l'empilement étroit des disques de la colonne antérieure rend les déformations de cette région plus rapides que celles de la colonne postérieure sur laquelle devraient agir les tractions musculaires incriminées. Le phénomène serait rigoureusement inverse si les muscles étaient les agents actifs de la déviation.

A ces objections, nous en ajouterons une troisième. Dans les cas de courbures multiples, comment admettre que la musculature d'un côté plus puissante en un point, ait été précisément plus faible au point inférieur ? Et, lorsqu'il existe trois courbures alternées, serons-nous donc en présence d'une sorte de syndrome de Brown-Séquard, inexplicable et injustifié ?

Non, cette théorie n'est point une panacée susceptible de satisfaire l'esprit pour toutes les scolioses inexpliquées, mais il est certain que l'insuffisance de ces muscles, sangles naturelles destinées à étayer l'axe rachidien dans sa position verticale, facilite la déviation chez bien des enfants sur lesquels on a pu la constater.

Il est même incontestable qu'un certain nombre de scolioses sont ébauchées par ces inégalités d'attractions, qu'il s'agisse du muscle lui-même, comme dans la paralysie infantile asymétrique, ou qu'il s'agisse de lésions siégeant au niveau du squelette pelvien (inclinaisons du bassin de toute origine).

Théorie ligamenteuse. — Malgaigne avait émis cette hypothèse que les inclinaisons latérales du rachis pouvaient avoir pour cause l'insuffisance du système ligamenteux intervertébral. Or, rien ne prouve que les altérations constatées dans ces organes chez les scoliotiques soient la cause et non la conséquence de l'incurvation. Leur faiblesse ne peut manquer d'être une cause de moindre résistance chez un sujet menacé, mais leur rôle passif ne permet pas de s'expliquer comment ils pourraient rompre l'équilibre de la colonne, même en cas de dissymétrie dans leur résistance.

Théorie des disques intervertébraux. — On doit à Delpech une théorie dans laquelle il accuse le disque intervertébral d'être le siège d'un travail morbide diminuant sa solidité.

Une objection se présente immédiatement à l'esprit. Si le disque est altéré dans toute son étendue, pourquoi s'affaisserait-il plutôt en un point, le même point pour toute la colonne ? Si l'altération se localise, pourquoi se localiserait-elle sur toutes les positions gauches des disques, par exemple ?

Enfin cette lésion doit être facile à constater, et les autopsies n'ont point encore permis de la mettre en lumière. On n'a reconnu que des affaissements perceptibles d'ailleurs à la radiographie.

Il est exact que l'écrasement du cartilage précède l'écrasement de la vertèbre, mais n'est-il point naturel que les masses les plus faibles soient aussi les premières à céder?

Théorie osseuse. — Nous n'étudierons point sous ce titre les théories des auteurs qui comme Bouvier, Volkmann et Lorenz ont fait jaillir la lumière sur l'influence de la statique vertébrale; il y a là pour nous l'affirmation des faits indéniables, de lois qui dominent l'évolution de « toutes » les scolioses; nous aurons l'occasion d'y revenir abondamment, puisque cette doctrine doit entrer pour une large part dans les conclusions de notre étude. Ce que nous voulons examiner en ce moment, ce sont ces théories qui attribuent à un état pathologique de la texture osseuse les incurvations scoliotiques. Cette opinion jouit en ce moment d'une grande faveur. Soutenue avec talent par Kirmisson et son école, elle semble guider toutes les recherches qui sont faites en ce moment. Certes, nous ne nierons pas l'influence que peut exercer le rachitisme (car c'est surtout de lui qu'il s'agit) sur la rigidité et la résistance de la colonne vertébrale, nous aurions contre nous la coexistence fréquente du rachitisme et de la scoliose infantile. Nous savons de plus que bien des lésions rachitiques, genu valgum, pied plat, produisent secondairement l'asymétrie du bassin et la rupture d'équilibre de la colonne. Mais nous pensons qu'il est impossible de réduire la scoliose au rôle de symptôme du rachitisme. En voici les raisons :

D'abord, sur la proportion considérable de scoliotiques que nous avons eu l'occasion d'examiner à l'Hôpital International de Paris, nous n'avons trouvé qu'une faible minorité de sujets présentant les stigmates du rachitisme et ne portant point de lésion susceptible de justifier leur maladie sans l'intervention de cet état. Il est vrai, par contre, que chez l'enfant et surtout dans la classe pauvre, le rachitisme semble préparer admirablement le terrain à l'évolution d'une scoliose « si quelque cause vient à la produire. » Mais, nous dira-t-on, Mac Ewen et Miculiez ont admis pour l'épiphyse inférieure du fémur un « rachitisme local et tardif » capable d'engendrer le genu valgum, pourquoi pareil phénomène ne pourrait-il pas se produire au niveau de la colonne vertébrale ? En effet ; mais la constatation n'en fut jamais faite, il ne reste donc qu'une hypothèse. Bien plus, les faits matériels, scientifiques, certains, semblent la contredire.

Nous verrons par l'exposé des travaux de Wolf que la trame osseuse d'une vertèbre scoliotique semble jouir au contraire d'une activité réparatrice remarquable. Les cellules réagissent à la pression, se défendent et l'os se densifie. Notre expérience personnelle nous a permis de remarquer que les colonnes scoliotiques apparaissaient en général plus nettement par les procédés radiographiques que les colonnes rectilignes alors que les ossatures rachitiques présentent toujours une trame disséminée et pâle.

Un certain nombre d'études ont été faites récemment des matériaux éliminés dans l'urine par les scoliotiques. Sans qu'une conclusion bien nette puisse se dégager des résultats fournis, il a semblé y avoir un accroissement des déchets minéraux rendus par ces sujets. Mais, il n'existe pas de loi fixe qui permette de tirer au clair l'origine de ces déchets, et le comment de leur production. Nous savons tous combien la plus légère modification de l'état général se fait sentir sur l'appareil urinaire. Or, le scoliotique est un sujet souffrant, chez lequel toutes les fonctions sont entravées et gênées. Presque toujours, épouvanté d'abord par la perspective du corset de Sayre, il se réjouit ensuite d'en être porteur; le sommeil, l'appétit sont revenus chez lui, l'état général s'améliore notablement.

Pourquoi donc attribuer sans preuve à un état morbide inconnu, dont ces symptômes urinaires seraient la manifestation, la genèse de la scoliose, quand cette dernière nous fournit une explication simple des modifications survenues ? Nous nous obstinons à voir dans ces phénomènes, non pas l'indice d'une cause inconnue, mais la conséquence des déformations rachidiennes.

Enfin le rachitisme fût-il prouvé et établi à l'origine de toutes les scolioses, nous continuerions à voir en lui l'élément le plus apte à ouvrir la porte aux inflexions latérales du rachis, nous hésiterions à voir dans une altération aussi parfaitement symétrique, la « cause unique et directe » d'une déformation dissymétrique.

Théorie des végétations adénoïdes. — Il ne s'agit point ici à proprement parler d'une théorie. Si l'on a pu constater l'influence de ces productions sur l'attitude des vertèbres, ces remarques ne s'appliquent qu'à un certain nombre de cas particuliers, 10 à 12 0/0 d'après les statistiques du docteur Dayez (*Thèse*, Paris, 1900). Mais il nous a semblé que le rôle joué par les végétations adénoïdes et en général toute cause de gêne ou d'obstruction du rhino-pharynx, était plutôt un rôle prédisposant qu'un rôle actif.

L'effet immédiat de ces obstructions est d'augmenter
le travail du diaphragme qui tire sur ses insertions, les
attire vers l'axe vertical moyen du corps et détermine

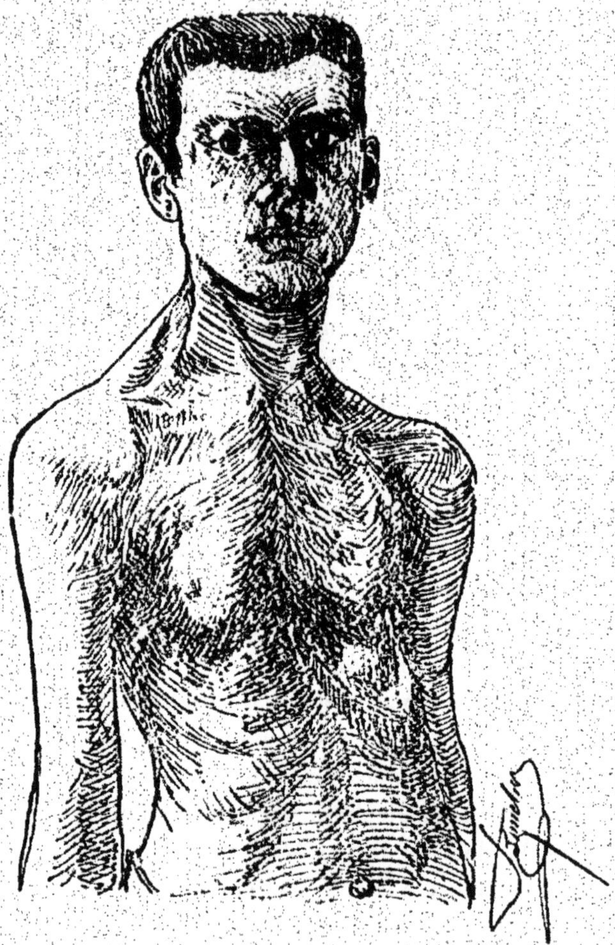

Fig. 1

Végétations adénoïdes. Thorax en sablier.

ainsi un sillon circulaire et bilatéral (*fig. 1 et 2*). Sans doute, rétrécir ainsi les assises de la cloche thoracique, faire incliner en bas la partie antérieure de l'arc costal, c'est amoindrir les bases d'équilibre de la partie supérieure de

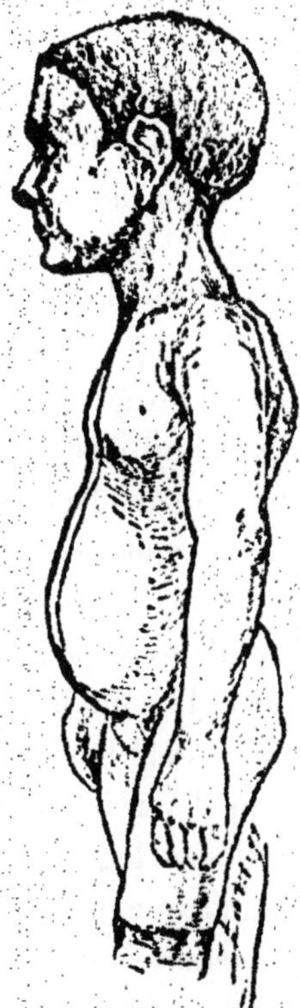

Fig. 2
Végétations adénoïdes. Déformation annulaire du thorax

la colonne vertébrale, mais cette lésion étant bilatérale, l'incurvation devrait être commandée par des considéra-

tions anatomiques, c'est-à-dire constantes, en faveur de
l'un ou l'autre côté. Or, c'est à peine si l'on peut remarquer une légère prédominance des dorsales droites chez
les adénoïdiens. Et, il est nécessaire pour qu'une scoliose
se développe chez un de ces sujets, qu'une cause précise
et immédiate donne cette impulsion initiale dont nous verrons tout à l'heure l'importance.

L'obstruction rhino-pharyngée sera alors le plus précieux auxiliaire du mal dans son évolution systématique.

Tels sont les phénomènes morbides incriminés successivement comme cause générale des scolioses.

Nous disons, nous : tels sont les états pathologiques
qui font d'un rachis solide capable de réaction efficace
un organe inférieur, désarmé en face du mal.

On peut superposer à l'infini des disques de la substance la moins résistante, tant que l'axe de la colonne ainsi
formée sera *vertical*, les disques pourront s'écraser, la
colonne ne se courbera pas. Et encore pour la vertèbre humaine avons-nous un plan (l'antéro-postérieur) dans lequel
la résistance est moindre et l'inclinaison physiologique ce
qui devrait faire de tous les débilités des cyphotiques et
non des scoliotiques. Mais s'il survient en un point de notre
colonne théorique une flexion, si légère fût-elle, les disques
continueront à s'écraser, l'axe général à se fléchir.

Nous allons énumérer maintenant les causes déterminantes susceptibles de provoquer cette action.

CAUSES DÉTERMINANTES

Malformations originelles. — En premier lieu, quoique le fait soit assez rarement observé, nous citerons les scolioses dites congénitales.

Il arrive quelquefois que des enfants ont subi dans le cours de la vie intra-utérine des compressions ou des attitudes vicieuses qui s'impriment assez profondément pour que l'enfant naisse véritablement scoliotique. Nous citerons à ce sujet une observation extraite de la thèse du docteur Dayez déjà citée et qui nous paraît très instructive.

OBSERVATION I

Mme P.... demeurant à Bercy, met au monde deux jumeaux. Le premier parfaitement conformé s'est présenté par le siège. C'est un garçon.

Le second enfant, une petite fille, s'est présenté par le sommet.

L'accouchement a été normal, mais la sage-femme a constaté qu'il existait une dépression du côté droit de la poitrine et que cette enfant semblait porter l'empreinte de son frère jumeau.

L'enfant fut présentée au docteur Bilhaut à la troisième semaine. Celui-ci a constaté non seulement un affaissement du thorax, mais une véritable scoliose principale dorsale gauche.

Il est probable que l'enfant a été comprimée dans l'utérus et que les côtes et le rachis ont été déformés par cette pression.

L'enfant a été revue à l'âge de 1 an, 2 ans et 3 ans. La déviation s'accentuait au fur et à mesure. A l'âge de 7 ans on était en présence d'une de ces scolioses avec côte de melon volumineuse, contre lesquelles la thérapeutique a bien peu de prise.

Au moment de l'accouchement, la sage-femme avait noté que la quantité du liquide amniotique était notablement inférieure à celle qui s'écoule normalement.

Il résulte de cette observation que l'enfant P..., dans un utérus insuffisamment distendu par le liquide, a été fortement pressé contre son frère, qu'il est venu au monde avec une colonne vertébrale incurvée, déséquilibrée ; or, la cause nocive a disparu avec la venue au monde, l'enfant, venu régulièrement tous les ans, n'a jamais présenté les symptômes d'une tare constitutionnelle, et pourtant à 7 ans la scoliose avait pris de telles proportions, que tout traitement semblait devoir être un vain effort.

Lésions osseuses localisées. — Nous ne citerons que pour mémoire, tant est rare heureusement cette origine, le développement de la scoliose consécutivement à la destruction d'une partie latérale du rachis, par un traumatisme, par une lésion pottique ou par un point d'ostéomyélite. Lorsque ces phénomènes se sont rencontrés, nul n'a jamais nié qu'il y ait eu de l'un à l'autre relation de cause à effet.

Rétraction cicatricielle et compression splanchnique. — Toutes les causes susceptibles d'agir sur la colonne vertébrale à l'instar d'une corde sur le bois d'un arc, et d'une manière un peu constante, seront d'excellents points de départ pour la scoliose. La brûlure étendue de la région cervicale produit presque infailliblement la *scoliosis capitis.* Les suppurations prolongées d'empyèmes ouverts à l'air extérieur, en provoquant la rétraction d'un poumon enkysté dans une gangue fibreuse, les pleurésies adhésives chroniques, en diminuant l'ampliation thoracique, provoquent le rapprochement des arcs costaux et secondairement l'incurvation du rachis.

Enfin d'une manière plus directe, les développements anormaux des organes médiastinaux, hypertrophie du cœur, anévrysmes de l'aorte, tumeurs de cette région, refoulent le centre de la colonne et ébauchent la concavité d'un arc qui, de lui-même, continuera à s'infléchir.

Asymétries en général. — Nous désignons ainsi les cas dans lesquels une colonne vertébrale au lieu d'être soumise à un ensemble de forces équilibrées subit de part et d'autre des tractions inégales. Parmi ces cas, il nous a paru nécessaire de faire dès l'abord une distinction précise :

A) D'une part, nous pouvons nous trouver en présence d'un rachis dont un traumatisme, une paralysie, ont anéanti ou amoindri les masses musculaires d'un seul côté. Dépourvus d'antagonistes les muscles de l'autre région prennent alors l'avantage et avec une puissance constante attirent à eux les régions auxquelles ils s'attachent. Il se produit entre la ceinture pelvienne et la zone d'insertion un premier arc. Cette courbure, secondaire à la lésion musculaire, est un phénomène primaire au point de vue de la statique vertébrale. Elle appelle fatalement une seconde modification compensatrice de la première; et nous aurons, à moins (cas exceptionnel) que l'étendue des lésions n'ait rendu incapable de réaction toute une moitié du corps, une courbure compensatrice cervicale ou dorsale. « La scoliose paralytique infantile est toujours une scoliose sigmoïde. » Si nous considérons combien la cause originelle est elle-même rebelle au traitement, nous comprendrons dès à présent cette variété de scoliose comme une de celles dont le pronostic apparaît des moins favorables.

B) D'autre part, toute une série de scolioses ont leur raison d'être dans un écart d'horizontalité du bassin. Ces

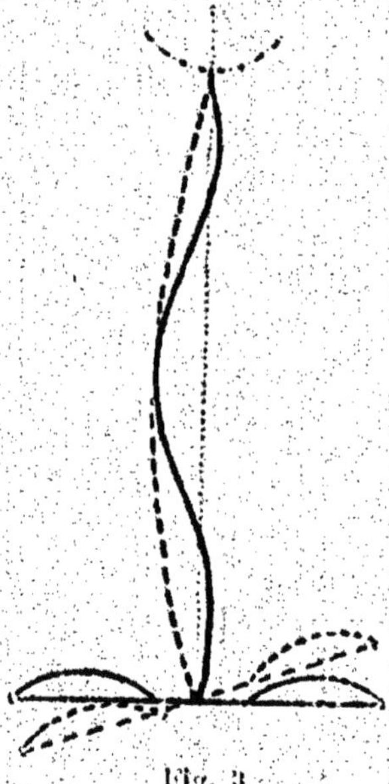

Fig. 3

Schémas superposés d'une scoliose par inégalité de traction
et par inclinaison du bassin.

écarts reconnaissent comme causes les plus communes les raccourcissements de membre inférieur de toute origine, les coxalgies, les luxations congénitales unilatérales ou qilatérales mais asymétriques, la coxa vara avec flexions

inégales, enfin les ostéopathies pelviennes. La base de la
colonne vertébrale suit dans son inclinaison l'axe transversal du bassin. Il en résulterait une rupture d'équilibre,
si, par un effet de compensation, les muscles du rachis ne
ramenaient le centre de gravité vers l'axe vertical du
corps. Nous donnons ci-contre une gravure (*fig. 3*) présentant, en superposition, les schémas d'une scoliose d'origine paralytique (ci-dessus décrite) et d'une scoliose par
inégalité des membres inférieurs. Il est facile de voir que
cette dernière sera souvent une scoliose totale à grand
rayon et courbure unique. La longueur du rayon permet-
tra à la tête de garder la verticale sans compensatrice
cervicale appréciable, tandis que la précédente aura souvent besoin d'une incurvation du cou pour arriver à ce
résultat. Enfin ces grands arcs seront naturellement ceux
qui engendreront le moins de désordres anatomiques, les
plus susceptibles de redressement par conséquent. Et si
la thérapeutique parvient à réparer la lésion du squelette
pelvien, « ablata causa, tollitur effectus. » Tels sont les
résultats que nous donne l'analyse des conditions patho-
géniques où se trouvent ces sujets. L'expérience vient
confirmer nos conclusions. Nous reproduisons ci-contre les
dessins déjà publiés, mais non moins intéressants, d'un
enfant dont un livre placé sous la jambe raccourcie rédui-
sait la courbure d'ailleurs unique (*fig. 4 et 5*), et, tous les
orthopédistes diront combien, lorsqu'une opération ostéo-
plastique, une réduction heureuse de luxation congénitale,
a rétabli le niveau du bassin, les scolioses secondaires
cèdent facilement, *si les aggravations que nous étudie-*

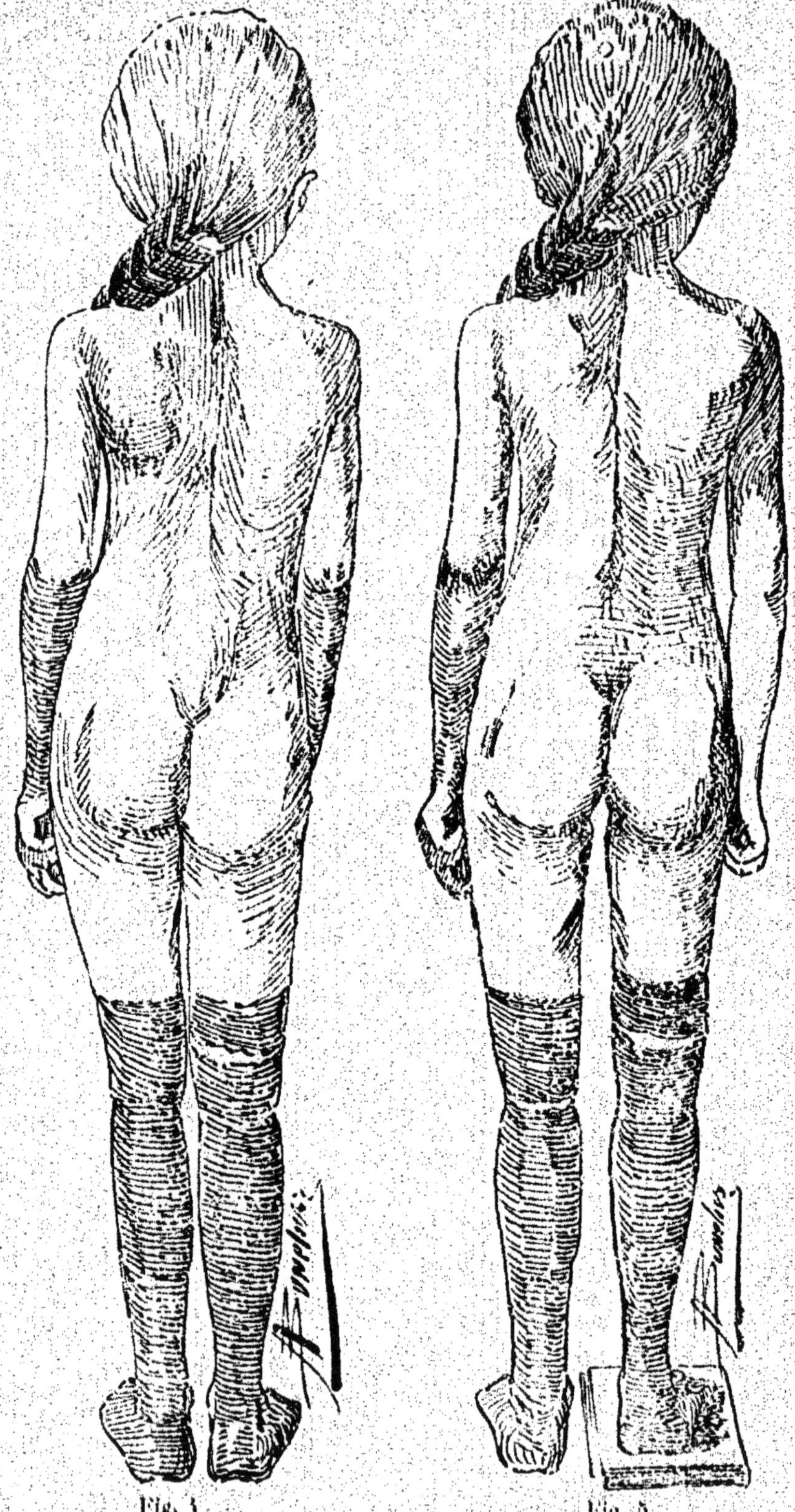

Fig. 4   Fig. 5

Scoliose par inégalité des membres inf. redressée par l'application d'une cale sous le pied droit.

rons plus loin ne leur ont pas fait perdre ces caractères.

Les attitudes professionnelles. — Tout médecin sous les yeux duquel aura passé une certaine quantité de scoliotiques, aura déjà remarqué combien les causes « déterminantes » invoquées jusqu'ici sont rares dans la pratique. Le plus souvent, chez le malade présenté, on ne découvre rien ou on découvre les traces d'une débilité momentanée de l'état général, une cause prédisposante, enfin, mais la cause déterminante échappe à l'examen.

C'est que parmi ces causes, la plus fréquente est sans contredit l'attitude professionnelle, difficile à observer, difficile à reconnaître. C'est qu'on s'obstine à demander à cette attitude d'être manifeste, fortement vicieuse et prolongée ; c'est qu'on oublie que, pour atteindre l'effet, l'effort se proportionne à la résistance, que pour fléchir un fil de plomb, quelques grammes suffisent, quand il faut des kilogrammes pour courber une tige d'acier ; c'est que quand une enfant indolente, fatiguée par une croissance momentanément rapide, est mûre pour toutes les déviations, le plus insignifiante action suffira à amorcer les phénomènes que nous analyserons plus loin.

La plus fréquemment incriminée parmi ces attitudes vicieuses est sans contredit la position scolaire. Quel est le bien fondé de cette imputation ?

Citons d'abord la très instructive étude de Shenk, qui fait écrire devant lui deux cents enfants, et constate, chez cent quatre-vingt-quatorze d'entre eux, l'apparition des courbures. Ce résultat ne nous surprend pas. L'enfant est généralement assis sur un banc éloigné de la table ;

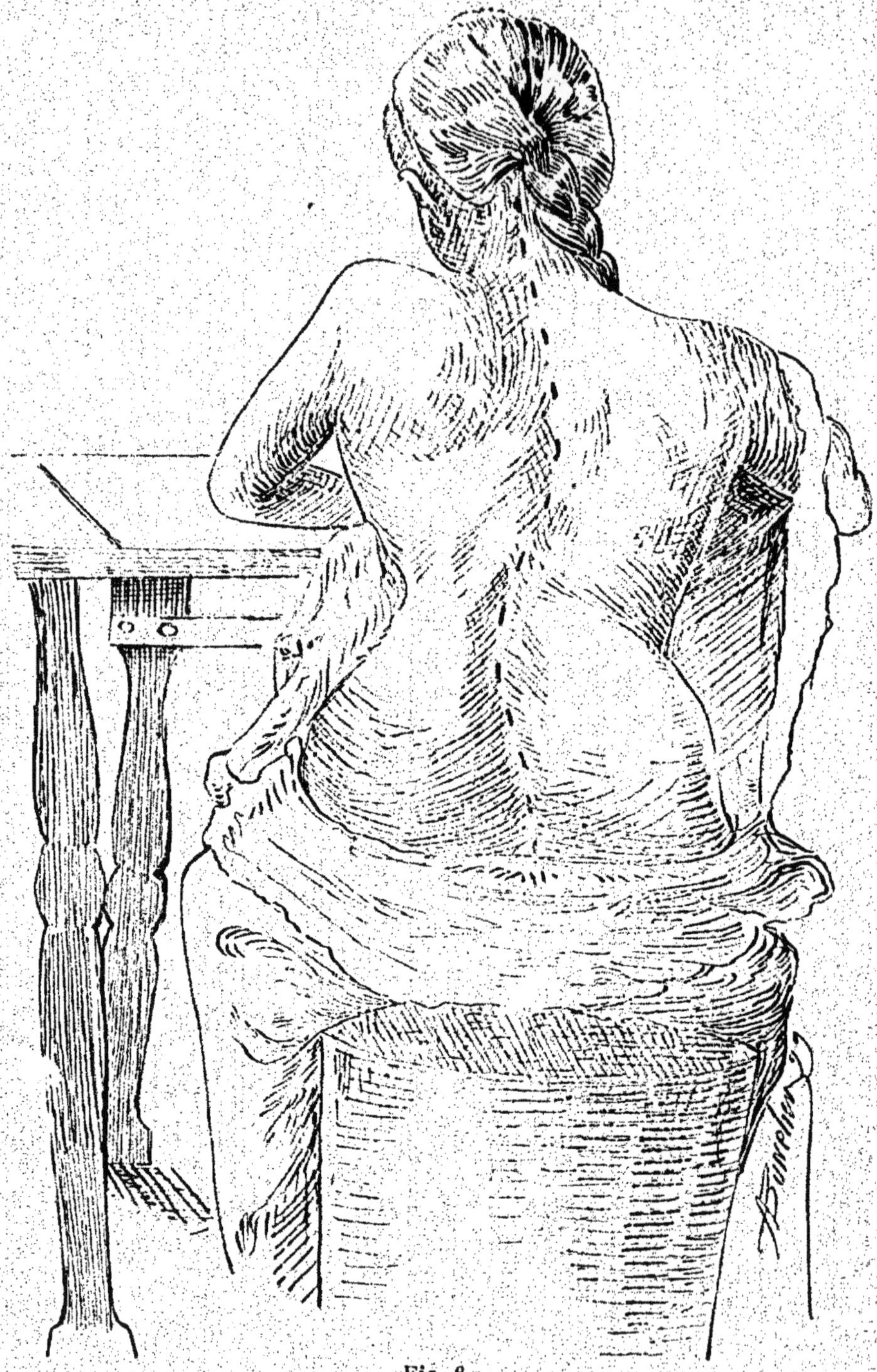

Fig. 6

Mlle Alice S..., assise pour écrire.

l'indolence lui fait chercher un appui nécessairement en avant puisqu'il écrit. Or, le contact de la région sternale avec le bord d'une table est bientôt pénible, agaçant ; la respiration se fait moins bien ; cette position provoque une lordose lombaire qui n'est agréable qu'à titre de délassement momentané, et l'enfant cherche un point d'appui latéral. Il en est un tout trouvé. Le papier sur lequel il écrit est normalement penché vers l'avant-bras droit, il accentue cette inclinaison, porte l'épaule droite vers la table et trouve alors dans son coude étendu, dans son encoche axillaire même, s'il est petit, un appui commode qui ne dérape pas. Va-t-il laisser le tronc s'affaisser en avant, décrire un arc à concavité gauche postérieure ? Non pas ! ce ne serait pas là une position de repos. L'arc entier pèserait sur les deux points d'appui, le siège porterait mal. Il n'y a là encore qu'une position de délassement. La plupart du temps le rachis décrira à gauche en arrière une convexité. De la sorte, la partie droite et une grande partie de la courbe moyenne poseront à plat sur l'assise pelvienne. La partie supérieure sera supportée par la ceinture scapulaire bien étayée. Il n'est donc point étonnant que la plupart des observateurs aient constaté avec Kocher une large prédominance des convexités gauches dorsales et lombaires chez les enfants porteurs de scolioses totales gagnées à l'école.

Est-ce à dire que la lésion principale doive fatalement rester la courbure gauche ? Devrons-nous, autrement dit, dans une scoliose sigmoïde à trois courbures, si la lésion principale est à droite, voir dans cette particularité un indice suffisant pour éliminer l'origine scolaire ? Non, car

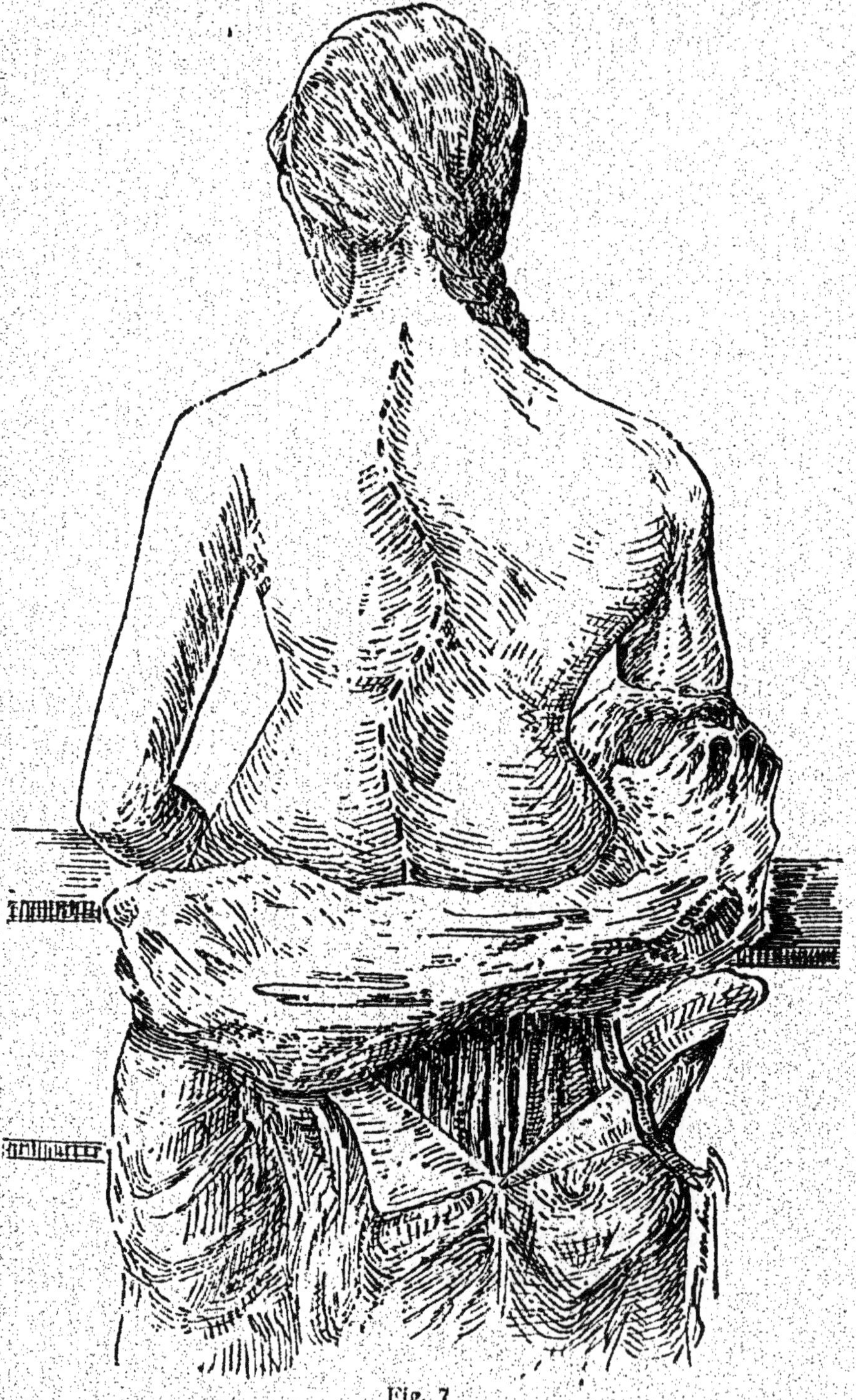

Fig. 7

Mlle Alice S..., debout.

les attitudes vicieuses sont susceptibles de varier, et, d'ailleurs, il est facile de concevoir qu'une enfant, frappée d'abord d'une courbure à convexité lombaire gauche, fasse ensuite une compensatrice dorsale droite, qui, sous l'influence de nouvelles conditions statiques, prenne rapidement le pas sur la première et revête un caractère de plus entière fixité. Un exemple le fera bien voir.

Nous détachons de la collection de l'Hôpital International de Paris, une observation et trois clichés déjà publiés dans la thèse du docteur Dayez.

Observation II

Il s'agit d'une enfant de 13 ans, Mlle Alice S..., en plein cours d'études et remarquablement studieuse.

Elle se présente à la consultation du docteur Bilhaut qui constate trois courbures : une dorsale droite, et deux gauches lombaire et cervicale. Or, en raison de ses habitudes laborieuses on soupçonne chez elle l'influence de la position scolaire. Une première photographie (*fig. 6*) nous la montre assise à sa table de travail. Or malgré l'imperfection du dessin, on voit que, le bassin bien posé sur le tabouret, l'enfant porte vers la droite toute la moitié supérieure de son corps, la courbure lombaire gauche est nettement dominante. Grâce à la courbure dorsale droite, la tête peut prendre une position favorable au travail. La colonne présente alors la forme d'une baïonnette dont la verticale inférieure est à gauche, la verticale supérieure à droite. La courbure cervicale n'existe plus car l'axe cervical penché à gauche fait bien suite à la courbure dorsale droite. D'ailleurs les pressions exercées par le coude gauche tendent encore à la repousser.

Faisons lever l'enfant. Que voyons-nous (*fig. 7*) ? La masse

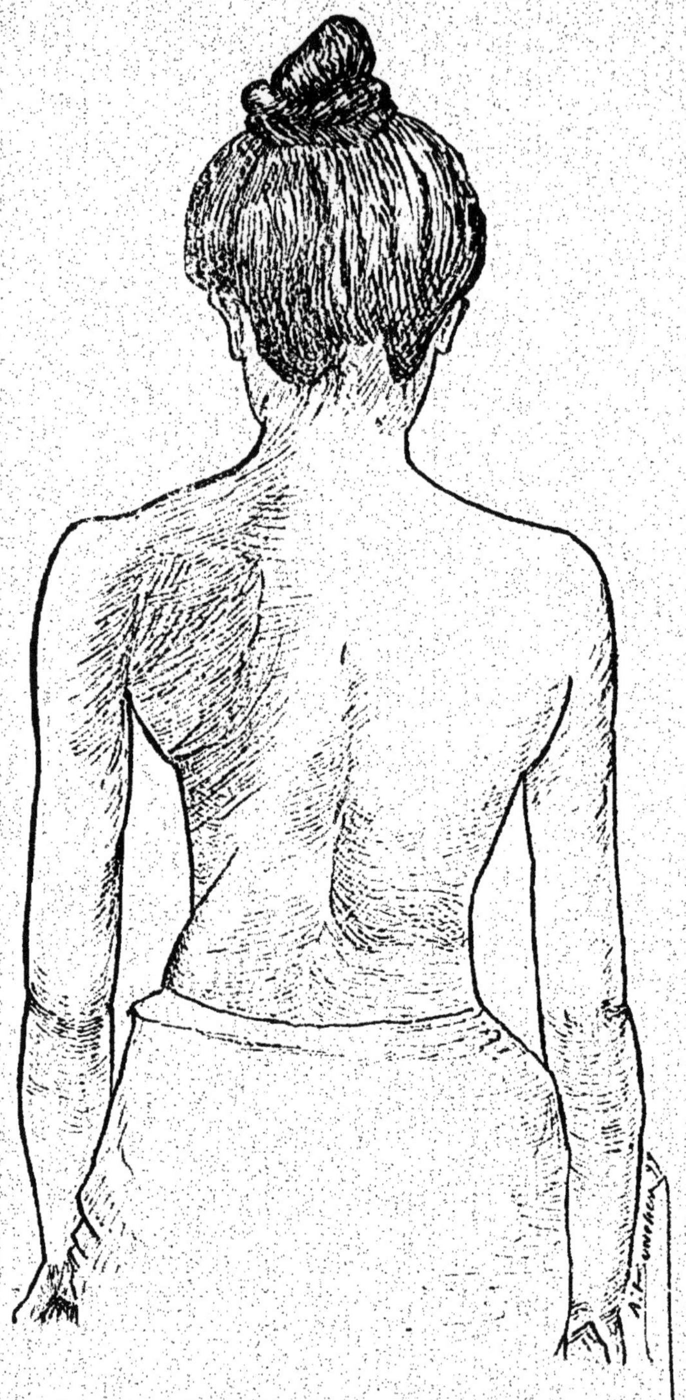

Fig. 8

Mlle Alice S..., après le traitement.

thoracique en revenant vers la droite accentue la courbure dorsale qui devient dominante, et la tête, pour se relever, malgré l'inclinaison de l'épaule gauche, réalise une compensatrice cervicale très manifeste.

Après deux années de traitement suivi et consciencieux, la jeune Alice S... conserve de son ancienne scoliose une gibbosité dorsale droite notablement réduite, une courbure lombaire gauche (*fig. 8*).

Il est facile de voir par ce simple exposé analytique d'un cas particulier que les résultats définitifs des scolioses déterminées par des habitudes vicieuses varieront à l'infini. Lorsqu'une scoliose, dont aucune cause n'est manifeste, sera attribuée par nous à une influence de ce genre, on n'aura pas le droit de nous demander la reproduction d'un schéma complet toujours identique à lui-même. Les attitudes vicieuses seront pour nous la cause déterminante la plus fréquente quoique la plus méconnue de la scoliose.

En résumé à l'origine de toute scoliose, nous trouvons les phénomènes suivants : diminution pathologique des facultés de résistance de l'organisme, intervention d'une cause précise qui provoque la première lésion. Plus le premier phénomène sera accentué, moins le deuxième sera apparent ; mais par contre l'intensité de l'effort actif pourra, à elle seule, surmonter même la résistance maxima du rachis.

En bonne logique, nous pourrons avoir des scolioses de causes déterminantes, connues ou non, sans prédisposition, nous n'aurons jamais de scolioses chez des prédisposés sans l'impulsion initiale. L'attitude scolaire pourra dans certains cas expliquer une scoliose, le rachitisme « seul » ne le pourrait jamais.

Cette dernière affirmation est évidemment toute théorique, car, dans la pratique, nous savons que les causes déterminantes ne manqueront pas à l'enfant rachitique candidat aux déformations vertébrales.

Le premier pas est fait maintenant. Forte ou faible, la cause déterminante a suffi à écarter une partie du rachis de la verticale. Qu'importe maintenant qu'elle disparaisse (asymétrie pelvienne suffisamment compensée, traumatisme guéri, attitudes mauvaises évitées) ou qu'elle continue à ajouter son effort ; elle a mis en mouvement toute une série de forces qui ne s'éteignent pas, elle a ébauché toute une évolution de phénomènes connexes qui vont se dérouler avec une implacable régularité dans leur diversité même, jusqu'au jour où le maximum d'effets possibles sera produit. Jusqu'ici la scoliose n'était qu'un symptôme, une conséquence ; elle est maintenant une entité morbide indépendante, elle aura son tableau clinique, ses conséquences propres, sa terminaison. Elle aura même ses lois, car son facteur n'est pas un bacille qu'absorbe un phagocyte, une collection sanguine qui s'organise ou se résorbe, c'est une force naturelle pondérable bien connue dans son principe et ses effets.

Cette force c'est la « pesanteur. »

CHAPITRE II

La Pesanteur.

Nous voudrions aborder de suite l'étude de l'action de la pesanteur, mais les contestations qui se sont levées autour de la théorie dite de la pression (Balastungs theorie) nous obligent à consacrer encore un chapitre à l'exposé de généralités sur l'effet des surcharges, à compléter ce qu'avait d'insuffisant cette théorie, à faire la part des affirmations démontrées fausses et des assertions exactes.

Tout d'abord la pression existe-t-elle ? Nous ne ferons à personne l'injure de le prouver. Sur un point donné de la colonne vertébrale, repose la partie supérieure à ce point, la ceinture scapulaire et ses annexes, enfin le cou et la tête. Sans doute une part du poids de ces organes se répartit sur les parties molles, mais, en revanche, l'élasticité normale des muscles périrachidiens s'ajoute encore à la pesanteur. Le point considéré subit donc de ce chef une poussée égale au moins au poids des organes susjacents.

Cette pression peut-elle exercer une influence ?

Une réponse affirmative jaillit d'elle-même et nous n'aurions pas entrepris une démonstration si nous n'avions trouvé cette phrase inspirée par les doctrines du professeur Wolf de Berlin : « La pression et l'absence de pression ne jouent aucun rôle dans la production des modifications cunéiformes de la vertèbre. »

Pour discuter cette affirmation, il est nécessaire de résumer l'histoire de la théorie des pressions et de voir, pour la bien comprendre, à quelles hypothèses elle prétendait répondre.

Pour Roser, Volkmann, Vogt, Todt, Lorenz, et surtout Bouvier et Bouland, l'incurvation du rachis était la conséquence d'une répartition inégale du poids du corps (scoliose d'attitude). Les corps vertébraux, comprimés d'un côté s'affaissaient ; soulagés de l'autre ils s'hypertrophiaient, la vertèbre cunéiforme était constituée. Rien de plus simple.

Vint ensuite le professeur Julius Wolf qui publia en 1890 sa théorie *De la pathogénie des déformations*. Voici quels arguments il oppose à la doctrine précédente :

Pour lui, la pression détermine toujours aux endroits de l'os surchargés, le contraire de ce qui est prévu. La réduction de hauteur du côté concave s'étend non pas seulement au bord correspondant de la vertèbre, mais à l'apophyse transverse, à la côte même où pourtant ne s'exerce aucune pression.

Nous ferons humblement remarquer au professeur Wolf qu'il n'y a pas là, jusqu'ici, à proprement parler, un contraire. La réduction de hauteur s'est étendue au-delà des points de pression ! Eh bien ! il ne s'agit pas là d'une pièce dans laquelle un coin marque son empreinte, mais bien d'un organisme vivant, réagissant. Quoi d'étonnant, dès lors, à ce qu'il accommode sa croissance et sa décroissance au volume des pièces correspondantes, à ce que, dans des loges réduites de volume, sous des insertions musculaires moins tendues, le tissu osseux se soit accommodé à sa nouvelle place et à ses nouvelles fonctions ?

Mais, réplique la théorie de Wolf, l'écrasement dont vous parlez impliquerait une diminution de l'os, une « atrophie » de la substance osseuse. Or, il est remarquable que partout au contraire, où l'os a subi une diminution de volume, ses trabécules se sont au contraire multipliées, densifiées, organisées dans un but de résistance !... Il y a hypertrophie !!

D'abord les mots atrophie et hypertrophie s'appliquent non pas à la texture et à la densité osseuse, mais bien au volume de l'os. On ne peut pas dire d'un os diminué de volume qu'il est hypertrophié. De plus, nous avouons ne pas comprendre ce raisonnement. L'os a réagi, s'est modifié pour opposer à la cause nocive une résistance maxima ; il est admirable de l'avoir découvert et mis en lumière, mais c'est un phénomène tout à fait conforme aux grandes lois physiologiques ; conclure de là que la pression ne fut pour rien dans cette modification nous paraît exagéré. Que nous importe, à nous, que l'ennemi recule en déroute ou par tactique, le terrain est toujours gagné et l'expérience apprend qu'il n'y a pas de retour offensif.

Nous ne retiendrons qu'une chose : sous la pression l'os

a diminué; la vertèbre s'est condensée d'un côté, elle s'est accrue de l'autre. Elle est maintenant cunéiforme et la scoliose s'établit.

Et maintenant si l'on veut une preuve palpable, indiscutable que la pesanteur exerce une influence, que cette influence même est nécessaire pour constituer la scoliose, il est peut-être facile de la trouver. Les animaux quadrupèdes ne sont pas à l'abri des déformations rachidiennes auxquelles est exposée la race humaine. Chez eux le rachitisme, la scrofule sont constatés. Nous savons aujourd'hui combien l'espèce bovine est frappée par la tuberculose. Il existe même un animal, le porc, auquel, dans certaines régions, les mauvaises conditions d'hygiène ont imprimé profondément la tare rachitique. Le mal de Pott est quelquefois constaté dans cette espèce.

Un commerçant déclarait, sur plus de trois cent mille porcs, avoir vu trois ou quatre individus bossus.

Eh bien ! même dans ces régions prédisposées dont nous parlions, la scoliose n'existe pas. Plusieurs vétérinaires consultés à ce sujet nous ont répondu n'avoir jamais observé cette maladie. Peut-être trouvera-t-on exceptionnellement des animaux dont une lésion brutale aura déformé le rachis latéralement ; ce qu'on ne trouvera jamais c'est une scoliose simple, idiopathique, comme paraissent l'être les trois quarts des scolioses humaines.

Et pourquoi ? parce que le quadrupède ne superpose pas les poids des régions de son corps. Parce que la pesanteur tend à infléchir l'axe vertébral entre les deux ceintures scapulaire et pelvienne suivant une courbe à concavité dirigée en haut, et que les résistances ligamenteuses et musculaires sont suffisantes pour s'opposer à cet affaissement. Il n'existe chez eux, en d'autres termes, de pression intervertébrale que celle due à l'élasticité des parties molles.

La pesanteur n'existant pas, le mal de Pott peut apparaître, mais la scoliose ne se produit pas.

D'ailleurs, l'animal présente dans le plan que nous appellerons plan frontal de la colonne (celui qui englobe les apophyses transverses) une mobilité bien supérieure à celle de l'homme. Une inflexion latérale, même si elle venait à se produire, ne laisserait pas chez lui les désordres anatomiques constatés chez l'homme et la gymnastique vertébrale qui lui est normale en aurait facilement raison.

Il nous a paru intéressant de chercher la confirmation de cet aperçu dans la structure même de la vertèbre.

Déjà, au point de vue morphologique, nous pouvions constater certains caractères spéciaux bien nets : présence chez les quadrupèdes, à la partie antérieure du corps vertébral, d'une saillie anguleuse autour de laquelle se condensent les fibres du grand ligament antérieur commun et dont le rôle ne peut être que d'élargir les résistances à la flexion dans le plan sagittal, modification des entablements vertébraux qui semblent chercher à s'accrocher l'un à l'autre et s'incurvent depuis la forme simplement onduleuse jusqu'aux énormes courbures de la vertèbre lombaire du cheval qui emboîte sa convexité comme un véritable genou dans la concavité de la vertèbre suivante.

Mais ce n'est point tout. Nous avons admis avec Cullmann et Wolf que la structure trabéculaire s'accommodait aux pressions subies et aux efforts exigés.

Nous devions, d'après ces principes, trouver dans la vertèbre humaine de fortes travées verticales et des ponts osseux maintenant l'écartement. En d'autres termes, la vacuole devait se présenter en coupe avec les caractères d'un rectangle assis sur un de ces côtés.

Chez l'animal, au contraire, il est vraisemblable que

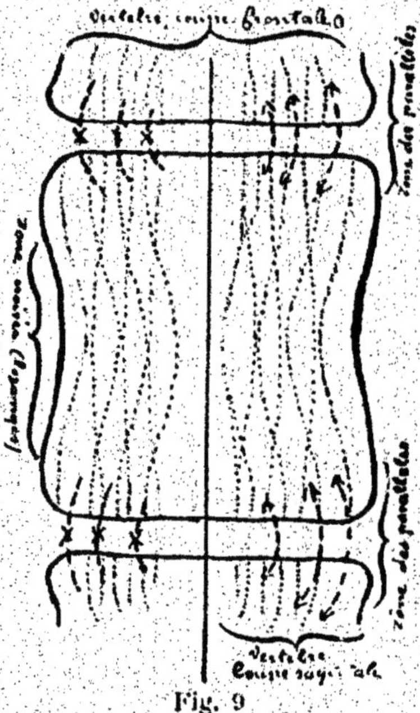

Fig. 9

Schéma des lignes osseuses chez les quadrupèdes.

la vertèbre s'organisera pour résister à la lordose que tend à lui imposer la pesanteur. Elle présentera un premier faisceau de lamelles divergeant vers les faces de contact et destinées à se présenter normalement au plan de pression, d'un côté, au plan de traction, de l'autre : un deuxième groupe s'arrondissant autour du centre vertébral, convergeant vers les faces et chargé de s'entrecroiser avec le premier pour lui donner la fixité et la rigidité nécessaires.

Il est facile de voir par l'examen de la *figure 9* qu'une telle disposition des lignes aboutit à la formation d'espaces libres losangiques reposant sur leur pointe. Mais l'étranglement propre de la vertèbre, en resserrant à un point donné l'ensemble des deux systèmes, tendra à accentuer la courbure du premier, à diminuer celle du second. Il en résultera une prédominance marquée des lignes divergentes qui imprimeront leur direction à tous les espaces libres et deviendront les plus apparentes au regard, les plus intéressantes à l'étude.

Sous peine de s'aboucher angulairement avec les lames homologues d'une autre vertèbre, elles devront, au lieu de continuer à s'écarter, revenir vers l'axe longitudinal décrivant une courbe qui sera la moitié d'un ventre de cette ondulation. Ramenées presque en totalité dans la direction axiale de la vertèbre, parallèles les unes aux autres, jouissant de la faculté maxima d'écartement, les trabécules laisseront en ce point des espaces libres plus grands qui pourront se cloisonner en logettes cylindriques comme dans la trame de la vertèbre humaine.

Telles étaient nos prévisions.

Nous avons alors pratiqué dans des vertèbres d'hommes et de quadrupèdes des coupes très minces qui, débarrassées de leurs matières molles par l'ébullition dans des alcal' appropriés, ont été projetées sur la plaque photographiqu par une étincelle unique jaillissant dans un tube de Crookes à une distance de 60 centimètres.

Voici les résultats obtenus :

La *figure 10* nous montre en *a* et *b* deux coupes frontales,

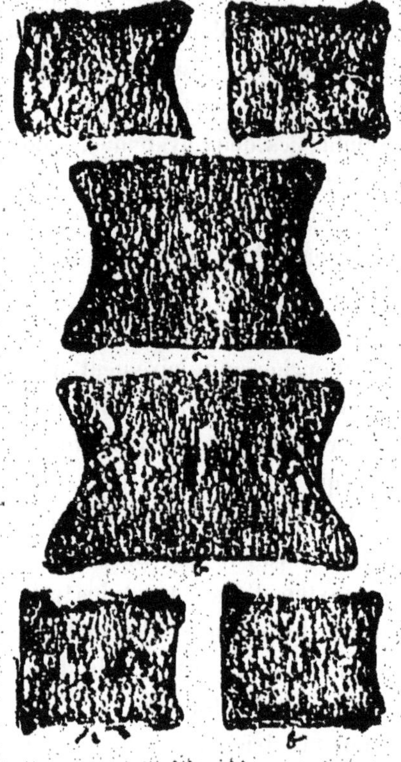

Fig. 10

Coupes dans la vertèbre humaine.

en *c, d, e, f,* quatre coupes sagittales de corps vertébral humain. Partout la même impression s'en dégage. De fortes colonnes osseuses verticales s'étendent d'une face à l'autre. Elles ne sont pas absolument rectilignes, mais elles ne tendent pas à se ramifier ou à s'anastomoser;

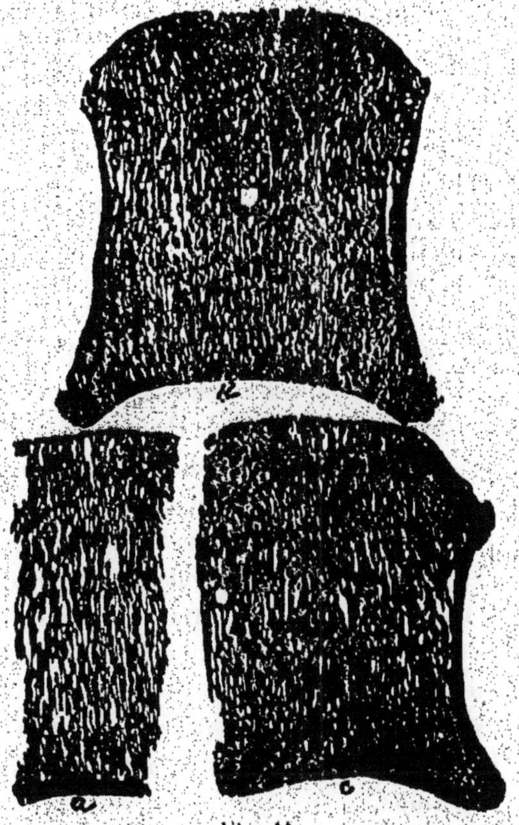

Fig. 11

Coupes dans la vertèbre de cheval.

elles reçoivent seulement à angle droit les trabécules d'écartement; il est même des points, comme la base de la figure *b*, où elles présentent un véritable carrelage presque géométrique. Nulle part, malgré leurs irrégularités, nous ne relèverons un groupe de travées à direction véritablement oblique.

Voyons maintenant la *figure 11*. Elle nous représente trois coupes de vertèbres lombaires de cheval. Dans l'une d'elles, *a*, fragment isolé à cause de la netteté du dessin, nous saisissons au premier coup d'œil le caractère d'ensemble de la disposition des travées. Ce ne sont pas des losanges réguliers ; nous n'avions pas le droit de l'espérer ; c'est une sorte de réticulum de trabécules obliques entrecroisées. Les lamelles osseuses s'écartent puis s'anastomosent. Les espaces libres ne se suivent plus bout à bout entre deux lamelles, ils alternent, s'imbriquent l'un sur l'autre de chaque côté, l'ensemble rappelle les fuseaux juxtaposés du style flamboyant dans l'art gothique. Supposez un instant ce canevas extensible et déformable ; étendez-le dans les quatre directions et, dans le redressement des trabécules, les losanges apparaîtront.

Or, s'il existe ainsi une trame de losanges longitudinaux, c'est que les deux systèmes de lignes osseuses existent bien et, dans les nombreuses coupes que nous avons examinées, nous avons pu, avec un peu d'attention, les suivre souvent d'un bout à l'autre, malgré les zigzags de leur trajet.

Les deux autres coupes *b* et *c*, l'une frontale, l'autre sagittale, nous présentent dans la plus grande partie de leur surface la même disposition, toutefois à égale distance du trou nourricier centralement placé et de la surface inférieure, les tra... s deviennent sensiblement parallèles, et les espaces intermédiaires sont à leur tour subdivisés en petits cylindres empilés comme dans la vertèbre humaine.

Or jetons les yeux sur les figures *b* et *c*, nous voyons que, précisément à cette zone, les trabécules parties de la

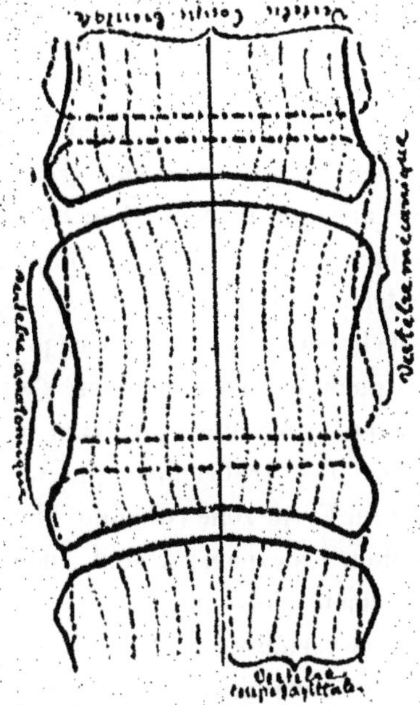

Fig. 12

La vertèbre mécanique et la vertèbre anatomique chez le cheval.

surface convexe et dirigées d'abord en dedans puis en dehors, atteignent leur maximum d'écartement. Il y a là une sorte de ventre après lequel elles se recourbent et vont se jeter normalement à la surface concave. Que se passe-t-il là ?

La figure 12 schématise et explique ce phénomène. Pour mieux réaliser l'emboîtement des éléments vertébraux, la nature a disposé en calotte sphérique le disque intermédiaire. Obligées, sous peine d'écrasement, de se présenter perpendiculairement aux différents points de cette calotte, les trabécules, normales de chaque côté à une surface commune, se continuent en direction jusqu'au point où, échappant à l'obligation de s'accommoder aux besoins de l'articulation et ayant atteint leur maximum d'écartement, elles réalisent plus haut un autre système. Dans les colonnes à emboîtement sphérique, il existe donc bien, à côté de la vertèbre anatomique, une vertèbre mécanique, oserons-nous dire, dont la tranche intermédiaire est un peu au-dessus de la base de la vertèbre ; c'est en ce point que les deux berceaux de lignes osseuses viennent s'aboucher et ces mêmes lignes épousent une direction commune ; d'où le parallélisme des trabécules que nous avons constaté tout à l'heure. Cette zone coïncide bien avec un ventre de l'ondulation, les espaces y sont bien plus allongés, et cylindriquement cloisonnés.

D'ailleurs, parmi les vertèbres de la série animale que nous avons examinées, nous n'avons retrouvé cette dissociation que sur les éléments présentant cette particularité des connexions en calotte sphérique.

En tous cas, que les intersections mécaniques coïncident ou non avec les intersections anatomiques, le trajet des trabécules dans l'ensemble de la colonne vertébrale chez les quadrupèdes, affecte toujours l'aspect d'une sinusoïde maintenue rigide par l'entrecroisement.

Cette disposition est excellente pour résister à des efforts de flexion. Elle serait très inférieure pour s'opposer à un écrasement longitudinal. La vertèbre animale n'a donc à subir que d'insignifiantes poussées en ce sens.

Pour elle la pesanteur n'existe plus ; c'est donc bien cette force qui régit la structure de la vertèbre humaine, et peut, lorsque le cas se présente, lui créer un état nouveau pathologique : les modifications obliques et cunéiformes.

Il reste un argument maintes fois opposé avec succès à la Belastungs théorie, mais qui ne saurait être pour nous une pierre d'achoppement.

S'il faut chercher dans la poussée des régions supérieures la cause des scolioses, pourquoi en a-t-on constaté chez des sujets soumis constamment au régime du lit ?

Remarquons d'abord que les malades auxquels on impose cette obligation sont nécessairement frappés d'une déchéance considérable et qui porte, chez l'enfant du moins, le plus souvent sur le système osseux, qu'ils sont en quelque sorte à l'affût d'une occasion de se déformer.

Nous comprendrons ensuite que, pour que l'observation soit concluante, il faudrait que le sujet n'ait jamais quitté le lit, qu'il n'ait jamais été soulagé de cette attitude par le relèvement dans un plan moins horizontal.

Lever un sujet toujours couché, c'est le livrer, faible et prédisposé, sans cette expérience inconsciente de l'équilibre que nous possédons, à des inflexions inévitables.

Incliner le plan sur lequel il repose, c'est décomposer la force d'attraction en deux composantes angulaires dont l'une, normale au plan, s'anéantit sur sa résistance, dont l'autre, parallèle à ce plan et dirigée vers la déclivité, réalise mais amoindri l'effort de la force totale. Et, s'il faut des bretelles pour empêcher un adulte de céder peu à peu à l'effort d'un poids de trois kilogrammes qui l'entraîne vers le pied du lit, c'est que la constance des forces jointe aux mouvements de lente reptation que nous effectuons constamment, leur permet des effets plus considérables qu'on ne le croirait.

Nous croyons que ces deux conditions ne sont jamais réalisées dans la pratique et que notre théorie reste entière, inattaquable.

Nous conclurons sans hésitation que la pesanteur a une action efficace, prépondérante, souvent même unique sur l'évolution de la scoliose, sinon sur sa genèse.

Quels sont enfin les éléments de cette force ?

Sa direction d'abord ? Elle est naturellement celle du centre d'attraction terrestre : la verticale.

Son point d'application ? Toute particule matérielle faisant partie du corps au-dessus de la zone incurvée.

Mais il est impossible ici de composer toutes ces forces en une seule appliquée en un centre de gravité, car ce qui serait le centre de gravité pour une pression sur la troisième dorsale ne le sera plus s'il s'agit de la cinquième lombaire ; néanmoins, la tête, la ceinture scapulaire, situées très haut, représentent une grosse partie des poids actifs, puisque les viscères reposent presque entièrement sur le bassin ; ces organes sont toujours à peu de chose près symétriquement disposés *par rapport à la colonne vertébrale*. D'autre part, puisqu'il s'agit de scoliose et non de cyphose c'est que le centre de gravité a été ramené dans le plan *frontal* de la colonne par un effet de bascule. Nous pourrons donc considérer le point d'application moyen comme situé sur la ligne de la portion du rachis restée droite au-dessus des écourbures ou sur son prolongement.

Son intensité ? On pourrait faire remarquer que le total des poids augmente à mesure qu'on s'approche de la région sacrée, de moins en moins, sans doute, mais il augmente. Les poids actifs pour les diverses zones ne sont donc pas égaux. C'est vrai, mais les résistances ne le sont point non plus. Dans un rachis normal, il est manifeste que le fût vertébral, effilé en haut, proportionne sa solidité aux poids qu'il aura à supporter. Viennent maintenant les déformations et les pressions vicieuses qu'elles engendrent, il est clair que pour des courbures *semblables* situées en des points différents du rachis, ces pressions, proportionnelles aux poids comme les résistances, le seront également à ces dernières.

On voit que sur toute la longueur de la colonne l'effort actif sera, pour une courbure donnée, à peu près constant et déterminé par le rapport entre la force déviatrice et la résistance osseuse. Il est donc presque d'une certitude mathématique qu'à moins d'anomalies rachidiennes, la pesanteur agira sensiblement de même d'un bout à l'autre de la colonne. L'expérience nous apprend d'ailleurs que la scoliose n'a point de lieu d'élection.

Avant de clore ce chapitre, insistons sur le principal caractère de cette force, envisagée au point de vue de son action sur l'organisme : sa constance. Un être vivant n'est pas une matière inerte : les perpétuelles modifications de sa constitution intime, le renouvellement constant des matériaux qui le composent lui permettent d'obéir lentement aux plus faibles influences lorsqu'elles se prolongent.

Comme le bloc de glace sur lequel on briserait un fil et qui se coupe peu à peu si l'on attache quelques poids aux deux bouts de ce fil, la matière vivante cède lentement aux plus légers efforts, au caoutchouc qui serre, à la baleine qui presse, pourvu que leur action soit constante.

Or, quelle force pourrait se montrer plus tenace que celle qui nous écrase 15 heures par jour et si l'on songe que c'est par dizaines de kilogrammes que se pourrait chiffrer sa puissance, on cesse de s'étonner des ravages qu'elle peut produire. Il n'y a même qu'une chose qui puisse nous surprendre, c'est que la réaction harmonieuse de notre corps et la précision qu'il déploie à garder intact son équilibre soient assez efficaces pour faire en somme de la scoliose une exception.

CHAPITRE III

L'action de la pesanteur. Théorie.

LES COURBURES

Nous allons supposer le rachis normal rectiligne. Nous n'ignorons pas qu'il n'en est rien. Il présente de fortes incurvations dans le plan antéro-postérieur et une légère convexité droite dans le plan transversal déterminée par l'empreinte aortique.

Mais, l'enfant vient au monde incapable de maintenir son buste en attitude droite. Il n'arrive à ce résultat qu'après une éducation qui l'habitue à ce que nous appellerons une sorte de gymnastique d'équilibre.

Soient alors deux vertèbres superposées en un point d'une des courbures physiologiques.

Du côté de la convexité, les sangles inertes ou contractiles vont présenter une résistance à direction angulaire par rapport à celle de la pesanteur, et cette dernière qui se dirigeait en dehors du champ de résistance des vertèbres inférieures se verra substituer une résultante qui s'anéantira sur ces vertèbres.

On voit que, grâce aux efforts d'un organisme sain, si la colonne ne se confond pas avec la direction des attractions terrestres, ce sont ces attractions dont les résultantes utiles suivent l'axe rachidien.

Pour la commodité de la description, nous supposerons l'ensemble du système complétement redressé.

Qu'on nous permette de faire remarquer d'ailleurs que ces réactions normalement suffisantes et appropriées aux besoins peuvent cesser de l'être un jour, que la cyphose est une maladie de la colonne dorsale, la lordose une maladie de la colonne lombaire.

Quant à la légère incurvation latérale du rachis, outre que les mêmes raisonnements lui peuvent être appliqués, elle est trop faible pour que les verticales des pressions sortent réellement des bases de résistance et nous rechercherons ultérieurement s'il n'existe pas une modification des trabécules destinée à obvier à cette légère obliquité.

Qu'on n'oublie pas d'ailleurs que la pesanteur dont nous allons parler n'est pas la pesanteur totale, normale, telle qu'elle s'exerce sur une colonne vertébrale physiologique, mais une pesanteur s'exerçant anormalement sur un rachis déjà modifié, dépassant en puissance l'efficacité des résistances, présentant en d'autres termes un excédent d'effet utile.

Figurons-nous d'abord un rachis parfaitement conformé. Le poids N des régions supérieures portera sur une série de blocs osseux empilés suivant la direction de la force et qui lui opposeront une résistance directement contraire. Or, par rapport à la force N, cette résistance est illimitée, elle lui sera toujours supérieure, et réduira à néant son action. C'est la statique du corps normal.

Considérons maintenant un rachis présentant un début

de scoliose. Sa rigidité, atténuée peut-être par quelque processus pathologique lent, a laissé s'installer un fugitif affaissement morbide, une inclinaison répétée. L'action de la pesanteur va se manifester d'une manière *constante*, nous ne saurions trop insister sur ce mot. Pour étudier cette action, envisageons seulement ce qui se passe au

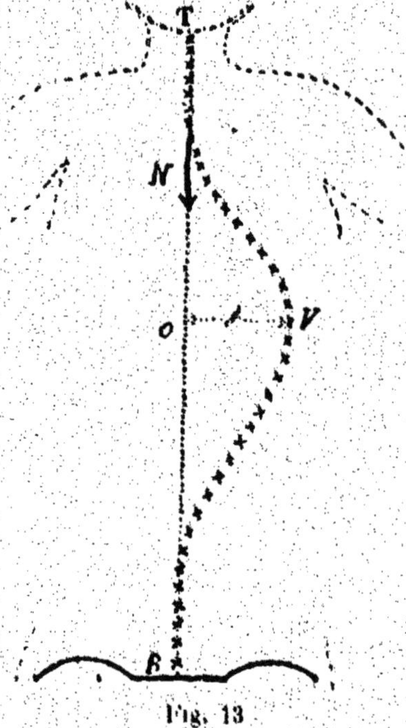

Fig. 13

Schéma des courbures.

point le plus externe de la courbure, nous n'oublierons pas pour cela qu'en réalité, les effets se dissémineront sur un certain nombre de plans vertébraux. (*Voir fig. 13.*)

La force N n'agit pas dans la direction du point V.

Elle lui transmettra par les vertèbres intermédiaires son impulsion multipliée par un bras de levier. Or, ce bras de levier, la normale abaissée du point V sur la direction de la force, est précisément ce que nous appelons la flèche de la scoliose. VO = f.

Le moment de la force considérée est donc Nf. De cette expression nous déduisons :

Pour un rachis rectiligne f = o, le mom. N × o = o pas d'act.
　　Pour un rachis incurvé (2 f, le moment = 2Nf
　　　　de flèche 　　　　(4 f 　　—　　 = 4Nf

Donc quand la scoliose s'accentuera, la force qui la produit verra son action multipliée proportionnellement à la flèche de la courbure.

On peut aussi arriver à mettre en lumière ces phénomènes par des considérations très générales d'ailleurs sur le travail produit.

On apprend en mécanique que pour soulever un corps par l'intermédiaire d'une poulie mobile, une force égale à la moitié du poids du corps suffit, parce qu'elle répartit son effort sur une longueur de corde égale au double de la hauteur dont on a élevé le corps. C'est le principe des moufles.

Ce que vous gagnez en puissance vous le perdez en chemin à parcourir. Le travail est toujours le même. Si dans un parcours *l* une force *f* peut vaincre une résistance *r*, dans un parcours 10 *l*, elle vaincrait une résistance 10 *r*.

Représentons par une verticale (*fig. 14*) la ligne à

parcourir par le point d'application de la pesanteur, par
une horizontale, la trajectoire du point culminant de la
courbure. Nous remarquons que :

A un affaissement de x en y correspond un écart de
a en b.

A un affaissement de x' en y' correspond seulement
un écart de a' en b'.

Donc, à mesure que la courbe s'accentuera, la force, pour
produire des déplacements égaux, aura à parcourir des

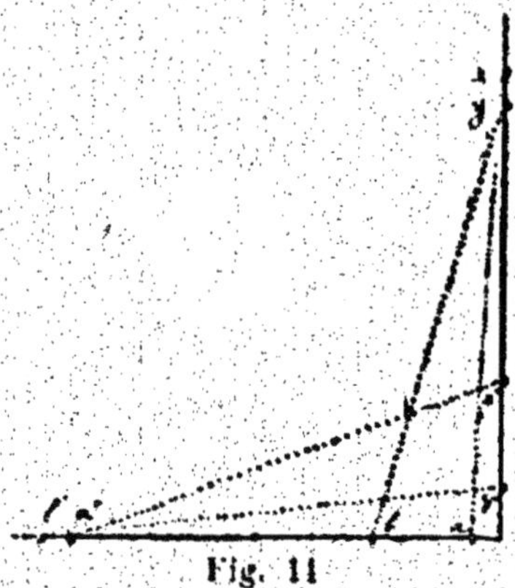

Fig. 11

distances de plus en plus grandes et se verra multiplier ;
c'est ce que nous voulions démontrer.

Toutefois, l'examen de la figure précédente nous permet encore une remarque. Nous déduisons de cette cons-
truction qu'à des affaissements égaux correspondent des
allongements de la flèche de plus en plus petits, que cette
dernière s'accroît toujours, mais de quantités de plus en
plus faibles jusqu'au moment où les deux branches de la

courbure atteignent le parallélisme. Le moment de la
force serait alors égal au poids nocif multiplié par la
moitié de la longueur de rachis incurvé, s'il y avait un
point de flexion unique. Il est un peu plus faible dans la
réalité, parce qu'il ne se produit pas un angle mais une
courbe.

Nous pouvons donc écrire :

*La puissance utile de la force pathogène s'accroît
constamment mais de quantités de plus en plus faibles,
elle tend vers un maximum correspondant au parallélisme des deux branches de l'anse formée.*

Est-ce à dire que toute scoliose abandonnée à elle-même
doive fatalement en arriver là ? La clinique nous enseigne
le contraire. On rencontre en effet des scolioses immobi-
lisées à tous les stades de développement.

C'est que la nature oppose à l'exagération de ces courbures des résistances dont certaines s'accroissent elles-
mêmes avec le mal. Il en est trois dont l'effet évident
suffit à expliquer cet arrêt. Ce sont :

La réaction vertébrale. — Les travaux du professeur
Wolf de Berlin ont mis en lumière cette réaction. Déjà, il
était aisé de prévoir que l'écrasement d'un réseau comme
celui des trabécules osseuses de la vertèbre tendrait à densi-
fier ce tissu. Wolf nous a montré que l'organisme ne se
contentait pas de cette résistance passive et inerte. Fidèle
à sa théorie de l'influence de la forme sur la fonction, il a
prouvé que les changements de relation avec les vertèbres
voisines entraînaient une nouvelle orientation des lignes
statigraphiques suivant lesquelles les trabécules se dispo-
sent, que l'augmentation du poids sur certains points y

produisait l'accroissement du nombre de ces dernières et de leur puissance, que, par tous les moyens, enfin, la vertèbre réagissait et se défendait contre les pressions nocives, multipliant son énergie propre en face de leurs nouvelles poussées.

La réaction des organes de tension. — Une vertèbre ne peut pas s'incliner sur une autre sans qu'il se produise un tiraillement des ligaments et des muscles du côté convexe de la courbe ainsi formée. Mais les ligaments ne s'opposent pas seulement à la façon d'une corde tendue qui résiste de plus en plus jusqu'au moment où elle se rompt. Ils s'allongent avec la face convexe, mais leur allongement même absorbe une certaine proportion d'énergie et perpétue leur résistance. Quant aux muscles, leur effet est bien plus actif. Instruits de ce que fait la nature quand elle se défend contre l'invasion d'un mal, nous pouvions déjà prévoir qu'elle dirigerait et graduerait leur effort suivant les besoins de l'organisme. Or, si le phénomène lui-même est assez difficile à constater, il n'en est pas de même de ses effets. Dès qu'une incurvation revêt un caractère menaçant, sous l'impulsion d'une série de réflexes, sans doute, lents et inconscients, les masses musculaires tirent dans la concavité sur les points extrêmes de la courbure, les amènent de l'autre côté de l'axe vertical du corps et réalisent ainsi une ou deux compensatrices plus ou moins accentuées.

Les conséquences de cette disposition nouvelle sont multiples. D'abord elle est souvent nécessaire pour ramener la tête dans la rectitude, car il est bien rare qu'une courbure unique reste tellement localisée que chacune de ses extrémités aboutisse à des portions de rachis rectilignes dont la supérieure soit susceptible de maintenir la tête droite. Une compensatrice cervicale plus faible, comme elles le sont généralement, atténue les angles et sert d'intermédiaire entre les deux directions.

La multiplicité des courbes, par les contrariétés qui s'établissent entre les différentes zones d'organes, s'oppose au déplacement en masse de tous les systèmes splanchniques. Elle maintient leur axe moyen sur la verticale moyenne et les empêche ainsi d'aller constituer des poids morts capables de rompre l'équilibre au profit d'un des côtés.

Enfin, et c'est sur ceci surtout que nous voulons insister, cette disposition est celle qui donne le plus vite au rachis son maximum de résistance pour le minimum de déplacement.

Considérons en effet chaque vertèbre comme physiologiquement susceptible de s'incliner sur sa voisine d'un angle donné. La réunion de tous ces angles constituera une courbe, la plus prononcée que puisse décrire une colonne vertébrale normale et dont nous pourrons appeler le rayon : rayon minimum normal.

Nous savons, et il est facile de s'en rendre compte, que pour des flèches égales, plus l'arc de cercle sera petit, plus le rayon sera également petit. Nous concevons très bien qu'avec une courbure portant sur une longue portion du rachis la flèche sera bien plus grande lorsque le rayon minimum normal sera atteint, qu'avec un arc de quelques vertèbres seulement.

Une lame flexible dont on ramène les deux extrémités

au contact sans presque d'effort, résiste si vous voulez la
forcer suivant deux ou trois courbures alternées.

La colonne vertébrale pourrait laisser ses extrémités se
rapprocher bien plus avec un arc unique sans que les
inclinaisons intervertébrales soient sorties de leurs limites
ordinaires qu'avec des déviations sigmoïdes.

C'est donc bien avec des courbures de ce genre que la
scoliose exigera le plus tôt, pour poursuivre son œuvre
néfaste, l'installation des modifications cunéiformes, le
retrait de la vertèbre, auquel, nous l'avons vu, la substance
osseuse se montre si peu docile.

La résistance des organes enfermés en vase clos. —
Nous n'avons trouvé nulle part l'exposé des résistances
que peut créer, que crée toujours même à l'évolution d'une
scoliose, le volume des viscères enfermés en vase clos. Et
pourtant, rien de plus manifeste que leur action.

L'abaissement de la cloche thoracique ne peut se produire sans restreindre dans de notables proportions la capacité des cavités splanchniques.

N'eussions-nous point pour le démontrer l'évidence qui
jaillit de tous les examens de squelettes scoliotiques, la
clinique interne nous montre à chaque pas des enfants dont
la respiration est devenue défectueuse sous l'influence
d'un tel mal ; la dégénérescence tuberculeuse des sommets
est souvent constatée chez eux.

Enfin, en dehors même de toute diathèse manifestée ou
seulement soupçonnée, l'enfant scoliotique présente presque toujours un fonctionnement défectueux des systèmes
respiratoires, circulatoires et digestifs.

Et qu'on n'essaie pas de déclarer indépendants l'un de

l'autre le phénomène de la compression d s organes et celui de leurs troubles fonctionnels, nous répondrions simplement que malgré la gêne qu'apporte un corset orthopédique, la restriction qu'il impose à certains soins d'hygiène et à nombre d'exercices salutaires, l'enfant, dès qu'il en est porteur, dort mieux, mange plus et digère bien ; l'état général est souvent amélioré brusquement comme par une sorte d'effet magique. D'ailleurs, puisqu'il est prouvé que par un phénomène d'accommodation, lorsqu'une obstruction des voies aériennes entraîne de l'hypotension dans la cavité thoracique, cette cavité tend à se rétrécir sous la traction des fibres musculaires, et que ce phénomène appelle à son tour la scoliose ; c'est que ces deux états s'accommodent parfaitement en un tableau clinique et si l'un provoque l'apparition de l'autre, la réciproque sera vraie, et la diminution de la capacité thoracique suivra de près la scoliose.

Tout ceci prouve que les organes internes sont comprimés. Mais, nous dira-t-on, ils s'atrophient et reculent devant l'invasion du mal ? Pas sans combat ! Pour qu'un organe vivant subisse une régression de volume il faut qu'il soit exposé à une pression constante. Cette pression elle-même implique mécaniquement une réaction également constante dont la valeur vient en déduction sur la valeur de l'action. Il y a donc là encore une résistance perpétuelle aux forces pathogènes, résistance qui s'accroîtra avec l'accroissement même des causes nocives. Eh bien ! les viscères inclus ne se bornent pas ainsi à un rôle passif. Les phénomènes bulbaires de l'hématose s'efforcent à tout instant de suppléer à l'amoindrissement respiratoire subi par le sujet. Sans leur excitation, le thorax se livre à cette excellente gymnastique antiscoliotique : une respiration qui doit quand même suffire aux besoins des combustions, puisque le sujet vit. Et si l'on veut comprendre combien cet effort peut être efficace, il suffit de se reporter à ces cas de scoliose empyématique dans lesquels il a suffi que le poumon comprimé se laissât distendre de nouveau peu à peu pour anéantir non seulement les dépressions thoraciques, mais même les courbures vertébrales consécutives.

Toutes ces causes, même en dehors de tout traitement, pourront prendre à un moment donné le dessus sur les causes du mal. Lorsque l'accroissement des forces pathogènes sera proportionnellement moins fort et moins rapide, l'organisme réagira de façon suffisante pour arrêter le processus morbide. Un nouvel équilibre s'établit alors ; une nouvelle statique, bien plus chancelante que la statique primitive, se substitue à elle.

Suivant l'époque où ces résistances deviendront efficaces, le résultat sera l'une de ces affreuses scolioses non traitées qui font d'un homme une monstruosité informe, ou l'une de ces inflexions restées stationnaires qui attendent, pour achever leur œuvre, l'heure des décrépitudes finales.

LES ROTATIONS

La conclusion de cet exposé semble être celle-ci : la silhouette du corps vu en antéro-postérieur devrait présenter des lignes terminales restées symétriques à l'axe du rachis. Les distances à cet axe devraient avoir gardé leur valeur, et le corps se présenter comme plié tout d'une pièce autour d'un axe général antéro-postérieur.

Or il n'en est rien.

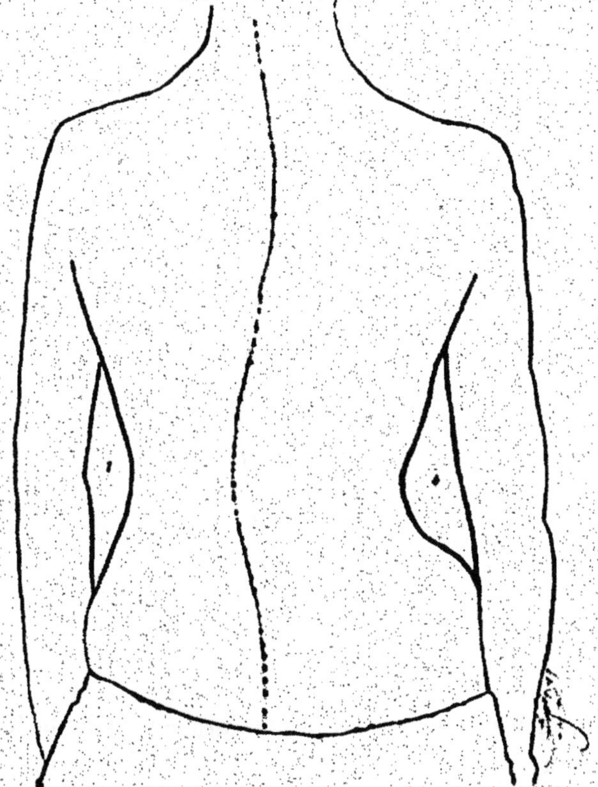

Fig. 15

Silhouette d'une scoliose, les triangles de taille.

Certes, il existe bien une différence de largeur entre ce qu'on est convenu d'appeler les triangles de taille; mais, jamais, dans une dorsale gauche, par exemple, la ligne des contours ne s'est écartée d'une longueur comparable à la flèche de la scoliose (*fig. 15*).

Il est facile de s'en convaincre en faisant prendre au sujet une inclinaison telle que les triangles de taille s'égalisent ; le corps présentera alors une silhouette dont les contours généraux seront à peu près symétriques par rapport à une verticale centrale, et pourtant les flexuosités

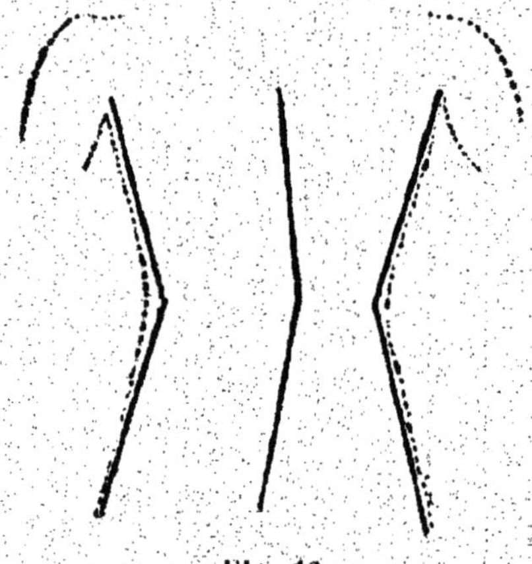

Fig. 16

du rachis conserveront la plus grande partie de leur ampleur.

A l'examen des centaines de photographies qui constituent la collection de l'Hôpital International de Paris, nous avons pu, par l'analyse des courbes, reproduire en face de chaque ondulation la figure suivante (*fig. 16*) :

Du côté convexe, au-dessus et au-dessous du point de déviation maxima, deux trapèzes opposés par le petit côté ;

sur le côté concave, une bande flexueuse de largeur moyenne constante.

Les côtes se sont donc écartées très peu latéralement. Que sont-elles devenues ? Ont-elles, ainsi que certains auteurs l'ont figuré, glissant comme une baguette flexible sur la paroi interne d'un tonneau, coulé pour ainsi dire dans leur enveloppe et repoussé le sternum en sens opposé à la convexité ?

Nous ne pouvons le croire. En effet, ce mouvement s'il existait aurait pour conséquence de conserver à l'individu un tracé cyrtométrique à peu près semblable au tracé normal. Or, nous savons que ces contours sont profondément modifiés, qu'il existe une côte de melon et une dépression du côté concave. Il y a plus ; le déplacement du sternum latéralement, s'il existe, doit être facile à constater. Nous avons examiné à ce point de vue cinquante-quatre cas, et nous avons trouvé les résultats suivants :

Chez vingt-quatre sujets porteurs de scolioses dorsales dont certaines présentaient des flèches de 3, 4, 5, et 6 centimètres, le sternum avait conservé sa position médiane.

Sur les trente autres cas, vingt-quatre étaient des scolioses dorsales droites, six, des dorsales gauches. Eh bien ! tous présentaient une déviation du sternum *du côté* de la convexité de leur scoliose. A vrai dire, ces déplacements étaient pour la plupart très légers. Nous avons remarqué d'autre part qu'il était impossible d'en trouver trace chez les scoliotiques ayant porté, si peu que ce fût, un appareil de maintien. Ce qui nous fait penser que la côte et surtout l'appareil d'union sterno-costal jouissent d'une grande faculté d'accommodation.

En tous cas, si le déplacement du sternum en sens opposé à la convexité dorsale était un fait scientifique, connexe de la scoliose, il nous semble impossible que, sur un nombre d'observations déjà tel, nous ne l'ayons jamais constaté.

La véritable théorie nous paraît être celle-ci :

La côte du côté concave a porté la plus grande partie de son excédent en arrière pour constituer la gibbosité dite côte de melon, parce que le rachis a tourné sur lui-même autour de son axe, le corps vertébral en dehors, la masse apophysaire en dedans.

Nous avons vu, dans quelques traités, représenter en coupe horizontale, la vertèbre scoliotique comme pliée au niveau du canal rachidien et dirigeant vers la convexité de la courbure son corps et son apophyse épineuse. Nous ne pouvons voir dans ce schéma l'image de ce qui se passe réellement. D'abord, sur un certain nombre de scolioses examinées aux rayons X, nous avons toujours vu la vertèbre projeter l'ombre de son corps d'un côté, celle de son apophyse épineuse de l'autre d'un axe moyen.

On a pu trouver à l'autopsie des vertèbres présentant une inflexion des pédicules, mais, il nous paraît difficile d'en conclure que sur le sujet la position par rapport au plan sagittal était celle de la *figure 17*. Nous croyons plutôt que la masse apophysaire a participé plus lentement au mouvement général de rotation et formé avec l'antéro-postérieure un angle un peu moins ouvert (*fig. 18*).

Donc, à notre avis, la vertèbre tourne en bloc autour de

son axe et deux causes très nettes déterminent ce mouvement et son retentissement sur la ceinture costale;

Couple de rotation. — La première apparaît très nettement dès le début de l'évolution de la courbure.

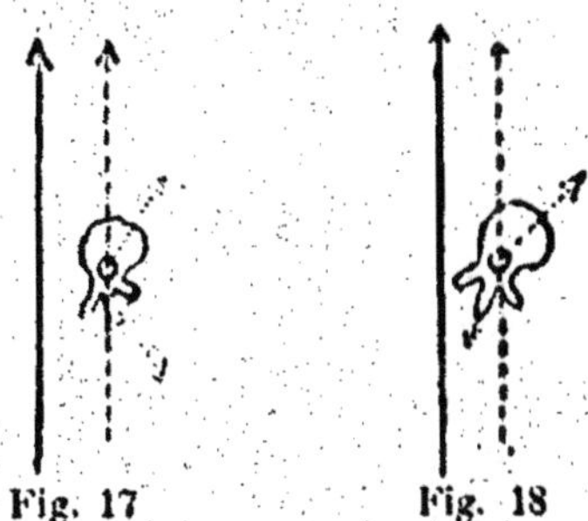

Fig. 17   Fig. 18

Schématisons en effet la région costo-vertébrale (*fig. 19*). Les pressions vertébrales de haut en bas portent beaucoup plus sur les corps vertébraux étroitement empilés que sur

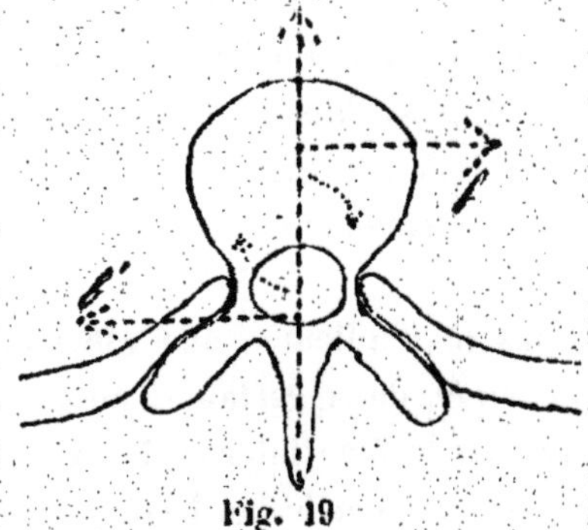

Fig. 19

les masses apophysaires, souples, imbriquées et mobiles. C'est donc en x que la force déviatrice agira et lorsque son effet aura été de produire un écartement initial, la résultante de cette force et de la résistance verticale sera une force dirigée suivant la flèche *f* horizontale. D'autre part, la masse apophysaire, enclavée dans un réseau harmonieux de connexions ligamenteuses tendues, maintenue par l'ensemble de la cage thoracique où les fortes connexions de la région lombaire qui s'y implantent et moins pressée par les forces verticales, présentera une résistance inversement dirigée mais à point d'application situé en arrière de celui de la première. C'est la force *f*.

L'ensemble s'appelle en mécanique un couple et a pour effet de faire tourner le corps jusqu'à ce que les deux forces agissent en sens contraire suivant une même droite, moment auquel la plus forte, en vertu de son excédent de puissance, entraîne tout le système dans son propre trajet.

On voit que l'effet du couple de la scoliose serait, sans les brides fibreuses qui rendent la vertèbre solidaire de la cage thoracique (si l'insertion costale était une simple charnière), sans l'arrêt même de la maladie, d'amener l'axe sagittal de la colonne vertébrale dans le plan transversal.

Il n'y a pas là d'ailleurs une affirmation purement théorique, puisque, dans certaines autopsies de scoliotiques, on a trouvé la face interne de la côte postérieure, véritablement rongée par le bord correspondant du corps vertébral. Il s'agissait là de cas dans lesquels l'appareil ligamenteux costo-vertébral avait fini par céder.

Lames flexibles. — Il existe à la torsion du rachis une

deuxième cause non moins efficace. Prenons une lame plate flexible, et essayons de la plier, si le plan de flexion n'est pas perpendiculaire à sa largeur, elle se jettera de côté par un brusque mouvement de torsion.

Déterminons maintenant quel est le plan de flexion favori du rachis humain. Il semble présenter son plus grand diamètre dans le plan antéro-postérieur, et pourtant sa résistance maxima effective n'est certainement pas dans ce plan-là.

D'abord, l'arc apophysaire ne peut guère entrer en ligne de compte. La position inclinée et imbriquée des plans de contact articulaires qui multiplie à plaisir l'action des forces y agissantes, le jeu qui existe normalement entre ces surfaces, le défaut de consistance du tissu osseux encore accru par la scoliose ainsi que Julius Wolf l'a constaté, enfin les puissantes attaches ligamenteuses qui l'unissent aux arcs voisins, le destinent bien plus à constituer une corde sous-tendant les courbures à l'intérieur et favorisant leur développement qu'à y opposer des masses solidaires.

Dans deux régions sur trois, le corps de la vertèbre présente son maximum de largeur dans le plan transversal, il est vrai qu'il échappe à cette forme précisément au point où apparaissent très souvent les courbures ; mais, il est remarquable que, engagée dans un puissant lacis fibreux, la côte continue en réalité de chaque côté l'apophyse transverse de la vertèbre, nous le verrons tout à l'heure ; solidaire de tous les mouvements de cette dernière, elle élargit bien réellement son plan de résistance.

Les points les plus solides de la vertèbre sont situés à

la partie postérieure du corps, auprès de l'insertion des
pédicules de l'arc apophysaire. Une simple expérience
permet déjà de s'en convaincre ; une pointe de scalpel pénètre
à la moindre pression de cinq millimètres dans le corps

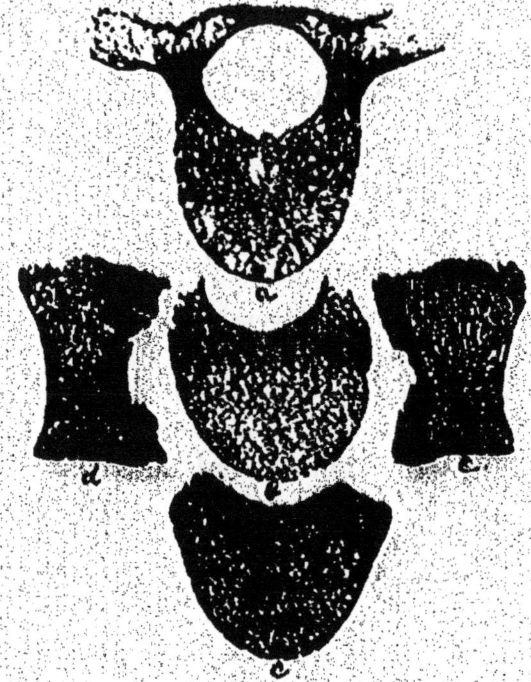

Fig. 20

Coupes sagittales et transversales de corps vertébraux humains.

antérieur d'une vertèbre et s'enfonce avec peine de deux
ou trois à la naissance des pédicules. Enfin la *figure 20*
permet de constater en ce point la présence d'un tissu

entre-croisé beaucoup plus rigide, beaucoup mieux soutenu par un tissu compact périphérique plus abondant.

Sur les cinq coupes présentées dans cette figure, trois ont été faites à différents plans horizontaux de la vertèbre humaine. En *a*, on voit la masse éburnée de chaque côté du canal médullaire se prolonger dans la trame du corps vertébral; puis, de chaque côté, une ligne de tissu serré et très dense rappelle la zone de jonction entre le

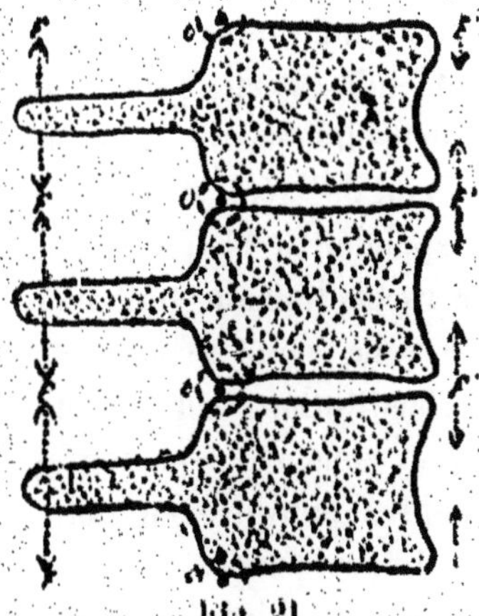

Fig. 21

Schéma des axes de flexion dans la scoliose.

champ du point osseux du centrum et les champs des points osseux des arcs neuraux. En *b*, cette ligne s'est encore élargie, manifestée, et pourtant la coupe, d'un côté du moins, nous a paru moins épaisse en cette région qu'à la partie antérieure. En *c*, l'élargissement de la vertèbre à la naissance de l'arc apophysaire présente bien un axe de flexion transversal évident.

Enfin les deux coupes *d* et *e*, pratiquées très fines, montrent encore si on les compare aux coupes plus épaisses de la *figure 10* un réticulum plus serré et plus solide que la trame de ces dernières.

Nous savons d'autre part que le travail pathologique du mal de Pott affecte une prédilection bien marquée pour la partie antérieure du corps vertébral, que les courbures morbides sont presque toujours des courbures antéro-postérieures. Enfin nous verrons que les corps vertébraux n'auront qu'à écarter leurs contours théoriques en encoches ouvertes à la partie antérieure (*fig.* 21).

Il était intéressant de savoir si toutes ces considérations théoriques correspondaient bien à la réalité, si la courbure favorite du rachis humain était bien celle que nous indiquons. Pour cela, nous avons fait incliner un sujet sain, de bonne constitution, sur le côté droit, dans la position extrême et nous avons photographié la ligne des apophyses épineuses marquée en noir. Quatre points marqués sur certaines parties du bassin servaient de repères fixes pour la position de celui-ci, et une échelle permettait de ramener à la réalité les mesures obtenues. Une deuxième épreuve fut tirée dans la position symétrique à gauche.

Superposant alors les deux séries de quatre points de chaque épreuve, nous avons obtenu une image très nette du champ de flexion latéral de la colonne (*fig.* 22).

Par le même procédé, nous avons déterminé le champ de flexion d'arrière en avant (*fig.* 23).

Voici quels furent les résultats de nos comparaisons :

Laissons d'abord de côté la colonne cervicale à laquelle

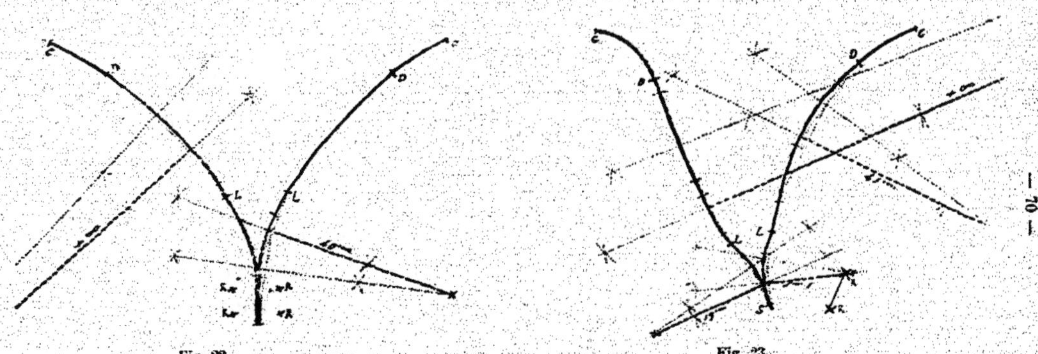

Les champs de flexion maxima du rachis dans les deux plans.

sa mobilité extrême permet toutes les inclinaisons, et toutes les positions. Nous voyons immédiatement que, dans les flexions antéro-postérieures, la colonne lombaire peut décrire en arrière un arc de cercle de 19 centimètres de rayon et revenir ensuite suivant une courbe à concavité antérieure de 16 centimètres 1/2 environ. Latéralement, elle ne décrit de côté et d'autre que des arcs de cercle de 10 centimètres de rayon. Nous aurons l'occasion de revenir sur ce sujet.

Pour la région dorsale, le phénomène est beaucoup plus complexe. Dans l'inclinaison latérale, la ligne des apophyses reste sensiblement rectiligne (en projection sur un plan frontal bien entendu). La légère courbe qu'elle décrit sur notre figure participe bien plus des tractions subies par les téguments sous l'influence des mouvements de la ceinture scapulaire que des déplacements osseux eux-mêmes. Dans l'autre épreuve, nous voyons que la colonne dorsale ne se courbe pas en arrière, sa concavité reste toujours en avant, mais le centre de l'arc est très éloigné (environ 1 m. 50), qu'elle s'infléchit au contraire assez facilement en avant puisque le rayon n'est plus alors que de 15 centimètres.

Mais ici, nous devons faire entrer en ligne de compte les considérations suivantes : il ne s'agit plus d'un rachis libre indépendant, n'obéissant plus qu'à ses propres tendances. La cage thoracique intervient, avec ses mouvements définis et courts, presque rigide dans son ensemble et l'on conçoit très bien que l'effort de flexion momentané ne puisse forcer les connexions qui l'empêchent de se disloquer. Mais que la poussée déviatrice devienne constante et tout l'appareil ligamenteux, non sans résistance sans doute, cédera, et s'il se produit une courbure, cette courbure sera à concavité postérieure dans un sens où le champ qui lui est ouvert est théoriquement indéfini puisque le squelette de la colonne vertébrale dorsale supporte les flexions en arrière les plus accentuées sans que l'os ait presque besoin de se déformer (*fig. 21*).

Nous pouvons donc écrire que le mouvement de flexion le plus indiqué pour un rachis comprimé, c'est la flexion en arrière avec la racine des pédicules pour pivot. Mais la scoliose incurve précisément dans le plan perpendiculaire. Qu'à cela ne tienne, le couple de rotation a déjà indiqué un sens ; c'est dans ce sens que toute la lame costo-rachidienne va tourner pour amener le plus possible ses axes de choix normalement au plan de flexion que doit suivre la scoliose.

Nous ne terminerons pas cette étude des rotations sans nous reporter à une très curieuse expérience exécutée en 1842 par Charles H. Rogers Harrison et dont les figures sont partout reproduites.

La colonne vertébrale y est maintenue dans un châssis par des ressorts qui s'attachent aux apophyses épineuses et figurent les résistances latérales des côtes. Harrison exerce une pression à la partie supérieure du système et tous les corps vertébraux se portent vers la convexité lorsque l'axe général s'infléchit latéralement.

Cette expérience est une magnifique démonstration de l'action qu'exerce le couple de rotation, mais elle appelle certaines remarques. D'abord Harrison a attaché des ressorts aux apophyses épineuses de ses vertèbres lombaires ce qui n'existe pas, que nous sachions, dans la réalité. On peut bien considérer comme une source de résistance les brides longitudinales postérieures, mais cette résistance est beaucoup moins forte que dans la région dorsale où elle se superpose à l'action des côtes. Et pourtant, nous savons tous combien la colonne lombaire présente facilement les angles de rotation les plus accentués. C'est que Harrison a méconnu l'autre facteur de la rotation, la tendance du rachis à accommoder ses plans de flexion aux courbures. C'est qu'il n'a point remarqué qu'il pouvait supprimer ses ressorts et obtenir encore l'effet désiré et que précisément c'est dans la colonne lombaire où le couple de rotation se montre le moins actif, que les déviations du plan de flexion sont les plus manifestes.

Cette notion demandait à être vérifiée expérimentalement, nous n'avons pu le faire comme nous l'aurions désiré sur une colonne humaine enrobée dans quelque substance flexible ; mais ce qui nous permet d'être aussi certain que possible des résultats d'un tel essai, c'est que, une colonne vertébrale de lapin, animal dont les facultés de flexion latérale sont très étendues pourtant et dont le rachis est *engainé à l'avant* dans d'énormes masses musculaires, se tord immédiatement si on lui imprime une courbure latérale anormale et qu'une aiguille fixée dans le corps antérieur décrit un angle du côté de la convexité.

Nous savons maintenant comment et pourquoi le rachis scoliotique tourne, il est facile d'en déduire les résultats.

LES DÉFORMATIONS

Il ne s'agit pas ici des déformations de la surface extérieure du corps sur lesquelles rien ne reste à dire mais bien des modifications anatomo-pathologiques que subit le squelette d'un scoliotique, et qui sont la conséquence des processus ci-dessus établis.

Le corps de la vertèbre. — Nous avons vu qu'au point tout initial de la maladie, les vertèbres s'inclinaient l'une sur l'autre dans leurs limites physiologiques, puis, que cette position se fixait dans la morphologie des masses osseuses et qu'il en résultait une vertèbre dont les plans extrêmes formaient un angle dans le plan frontal de la colonne. Mais puisque la vertèbre tourne et tend à ramener son axe sagittal dans le même plan, c'est donc dans le plan vertical de cet axe que la vertèbre doit devenir cunéiforme ; elle doit présenter son minimum de hauteur au niveau du canal médullaire, son maximum dans la partie la plus opposée du corps.

Dans la pratique, comme le rachis ne tourne que rarement de 90°, cette forme est loin d'être constante. Le plus souvent la vertèbre cunéiforme présente deux surfaces (supérieure et inférieure) dont la ligne d'intersection se trouverait à gauche et en arrière s'il s'agissait d'une convexité droite. C'est que le corps de la vertèbre n'était point complètement tourné à droite mais seulement à droite et en avant. Telles sont les vertèbres cunéiformes de la région culminante de la courbe ; mais il est remarquable qu'au-dessus et au-dessous de ce point, les vertèbres prennent une tout autre attitude, la courbe décrite par le rachis est moins serrée; la rotation n'a plus écarté l'axe sagittal de la vertèbre de l'axe sagittal du corps d'un angle aussi ouvert, et l'inclinaison des deux faces l'une sur l'autre sera plus minime et surtout plus latérale. Ces déformations iront en décroissant jusqu'à ce qu'on ait atteint les régions rectilignes du rachis où elles disparaîtront complètement.

Les déplacements angulaires relatifs que provoquent ces irrégularités de rotation ne portent pas seulement sur les disques intervertébraux. Le bloc vertébral lui-même voit ses plans successifs tourner de moins en moins ou de plus en plus. Il en résulte que ces « vertèbres présentent souvent une torsion de leurs faces et à la superficie du corps un faisceau oblique partant toujours du sommet de la courbure, c'est la bandelette longitudinale antérieure déplacée hors de sa direction. » Ainsi s'explique, à propos des vertèbres *obliques*, l'*Atlas manuel de Chirurgie orthopédique* de Laning, Schulthess et Villemin, dans lequel nous avons trouvé nombre d'aperçus nouveaux et intéressants sur l'anatomie pathologique de la scoliose; mais, où nous différons quelque peu d'avis avec ces auteurs, c'est lorsque nous pensons que l'inégalité des angles de rotation explique suffisamment la genèse des vertèbres obliques, sans qu'il soit besoin de faire intervenir l'action d'un nouveau mode de compression.

La masse apophysaire. — L'arc vertébral a naturellement suivi le corps dans ce mouvement; toutefois, il a subi de son côté des résistances qui ont, soit ralenti, soit modifié ses propres déplacements.

Nous avons vu déjà que la rotation du disque vertébral plus rapide que celle de l'apophyse épineuse pouvait engendrer une vertèbre repliée au niveau des pédicules et en imposer pour une orientation complète de l'avant et de l'arrière dans le sens de la convexité. Le même phénomène se passe au point de vue des inclinaisons dans le plan frontal. Dans les scolioses très avancées, certaines vertèbres peuvent prendre une attitude extrêmement inclinée dans leur partie antérieure tandis que leur masse apophysaire, soigneusement engainée dans les ligaments et les muscles longitudinaux de la colonne, reste beaucoup plus verticale, il en résulte que si l'on ramène le corps vertébral dans une position plus normale, la masse des apophyses paraît entraînée dans l'autre sens.

« Les rapports de l'ensemble de l'arc vertébral avec le corps sont tels que ces deux parties semblent avoir subi une torsion en sens contraire autour d'un axe sagittal ; c'est la torsion horizontale. » (Laning, Schulthess, Villemin.)

Signalons enfin une particularité relative à la colonne dorsale. En ce point, les apophyses épineuses, au lieu de prolonger l'axe sagittal de la vertèbre, tendent à s'infléchir en bas, pour un certain nombre même, elles deviennent presque verticales. Courbons la colonne dorsale latéralement suivant une flèche dirigée à droite, les apophyses épineuses, situées au-dessus du point culminant de la courbe, vont naturellement porter leur pointe vers la droite et comme elles sont, certaines du moins, presque parallèles à l'axe de la colonne, dans la rotation même, qu'elles généront d'ailleurs beaucoup, elles conserveront cette

direction alors que leur axe théorique sera nettement
dirigé vers la concavité.

Nous laissons de côté, bien entendu, les cas extrêmes
dans lesquels des synostoses s'établissent entre les arcs
de deux vertèbres consécutives et modifient totalement les
conditions statiques sur lesquelles les forces déviatrices
auront à agir.

La côte. — Reportons-nous maintenant un peu en
arrière et rappelons-nous que de lui-même par le seul fait
des pressions qu'il supporte, le rachis scoliotique tourne.

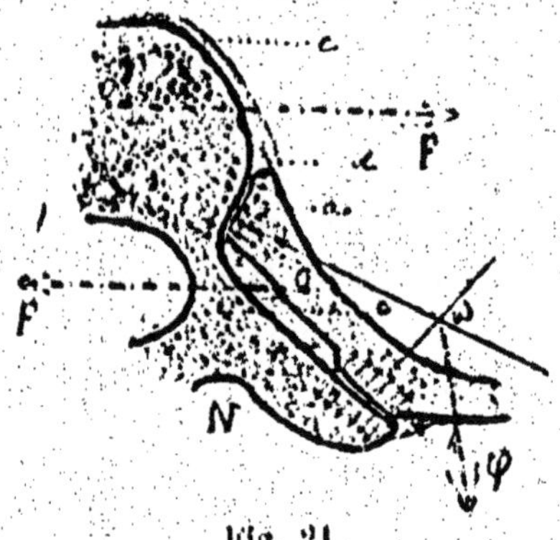

Fig. 21

Schéma des rotations costo-vertébrales.

De ce phénomène des rotations vertébrales, il est aisé
de déduire immédiatement par quel processus se produit
la côte de melon.

La côte n'est point unie à la vertèbre par une articulation mobile dans un plan horizontal. Elle présente (*fig. 24*)
deux articulations, une costo-vertébrale (*a*), une costo-
transversaire (*b*), qui, situées sur le même niveau ou à peu

près, ne permettent au plan de la côte de tourner qu'autour de la ligne qui joint ces deux articles. Leurs attaches se composent, entre les deux, d'un large ligament costo-transversaire interosseux (c) à l'avant d'un ligament dit rayonné (d) et d'un ligament vertébral commun antérieur (e) qui contourne le corps de l'os, enfin, à l'arrière d'un fort ligament costo-transversaire (f). L'union est donc étroite d'un bout à l'autre des contacts osseux.

Or, la vertèbre est soumise à l'action d'un couple, puisqu'elle tourne, non plus seulement celui que nous avons étudié tout à l'heure sous ce nom, mais le couple total, oserons-nous dire, résultant de toutes les forces diverses qui font tourner le rachis. Les deux forces de ce couple peuvent être considérées comme agissant suivant F et F' avec pour pivot un point central O.

Or, un certain nombre des composantes de F vont appuyer au point M. Des composantes de F' vont tirer au point N. Sans doute, la résistance de la côte sera représentée par d'autres composantes inversement dirigées et qui, précisément, s'opposeront à ce que la vertèbre ne prenne d'emblée la position transversale; mais, à la longue, les tissus mous céderont, les forces vertébrales prendront l'avantage, et si nous construisons approximativement leur résultante géométrique, nous constatons qu'elle pousse la côte dans une direction voisine de ω_7, c'est précisément la direction postéro-externe dans laquelle vient saillir la côte de melon.

Nous croirions superflu de recommencer la même démonstration pour l'autre côté de la vertèbre, il est d'une évidence absolue que la côte du côté concave sera tirée en avant, qu'il se formera là une excavation que les téguments tendus recouvriront, d'où le méplat sous-scapulaire qui est constant dans toutes les scolioses un peu accentuées.

Concluons : La scoliose a pour cause « immédiate » (au sens latin du mot), une pression verticale due à la pesanteur des régions supérieures.

Elle a pour effet une série de phénomènes étroitement solidaires dont l'aboutissant connexe est la côte de melon.

Supprimer la cause, c'est permettre au sujet d'attendre que la résistance propre de la nature ait pris l'avantage. C'est la méthode essentielle et inattaquable du corset de Sayre appliqué pendant la suspension.

Supprimer l'effet, c'est non seulement anéantir la tare inesthétique de la gibbosité, mais faire remonter en sens inverse aux organes déplacés la marche décrite en nos déductions, mais profiter de l'inaction forcée de la pesanteur pour tout ramener à la position de résistance maxima.

Telles sont les bases de notre méthode.

CHAPITRE IV

Les phases successives.

On l'a vu, le tableau clinique de la scoliose n'est pas un et constant ; suivant que tels ou tels phénomènes se présentent à leur tour, l'effet des forces est complètement changé. Un traitement unique ne serait parfait qu'en un temps ; il importe de disposer nos efforts en vue du but spécial et momentané à atteindre.

Nous avons donc divisé l'histoire d'une scoliose en trois phases qui apparaissent toutes dans toute scoliose normale. Est-ce à dire que nous allons assister à un déroulement régulier de scènes prévues, occupant chacune un temps donné et disparaissant pour faire place à la suivante ? Non pas. Chaque stade est marqué par l'apparition d'une condition d'équilibre nouvelle ; mais il peut être très court, à peine perceptible. L'effet n'en est pas moins produit et appelle aussi énergiquement son traitement approprié.

A) Phase prodromique ou des tendances

Cette période revêt à nos yeux une importance toute particulière, car, nous l'avons vu, les tendances sont souvent pour nous la chiquenaude initiale qui amorce l'évolution du processus pathologique.

En réalité, la scoliose n'est pas alors constituée. Abandonné à lui-même, le sujet prend une position inclinée favorite. Cette habitude a quelquefois attiré l'attention de ceux qui l'entourent. C'est bien rare. En tous cas, si une inquiétude a traversé leur esprit, la sécurité renaît bien vite ; car, l'enfant déshabillé, se sentant observé par sa famille, réagit à ses impulsions, se redresse de lui-même et l'on constate la parfaite harmonie de ses contours. Le spécialiste ne connaît guère de cas à cette période ; mais, souvent lorsque plus tard on lui amène l'enfant véritablement dévié, il retrouve dans les récits des parents trace de ces fugitives inquiétudes. Mais, il est une série d'enfants qui présentent parfaitement le tableau que nous venons d'énoncer, ce sont ceux qui ont été traités jeunes avec succès d'une scoliose plus avancée. Lorsqu'on les soustrait à leurs appareils correcteurs, ils ne demandent qu'à se laisser aller de nouveau ; instruite par l'expérience, leur famille les présente au chirurgien qui décèlera en eux la phase des tendances en constatant que « si l'enfant se tient ordinairement mal, un simple effort de sa volonté rend au rachis, sa rectitude, aux contours, leur harmonie. »

B) Phase des courbures

Cette fois il s'agit bien d'une scoliose, les vertèbres ont subi des modifications d'inclinaison. Le rachis ondule nettement. Les contours de la silhouette ont suivi sensiblement les mouvements de la colonne. Assez souvent l'enfant est présenté à ce stade par une mère qui lui trouve une épaule plus haute que l'autre. En réalité il n'y a pas encore de rotation. La côte n'a pas été repoussée en arrière, le thorax ondule simplement comme celui d'un saurien, et ne se tord pas encore. Mais, dira-t-on, on a constaté que dès l'origine des courbures, la radioscopie montrait le corps vertébral écarté vers la convexité. C'est exact, mais qu'y a-t-il de commun entre cette rotation qui ne sort pas des limites physiologiques puisqu'elle n'a pas encore eu besoin de modifier l'ossature du thorax, et la rotation forcée qui entraîne dans cette même ossature de si graves désordres ? Non, la rotation vertébrale est bien consécutive à la courbure. Et la preuve nous la trouvons dans la forme même des anses scoliotiques. Car, toujours, au fur et à mesure qu'on s'éloigne du point culminant de ces anses, on trouve des vertèbres de moins en moins tournées parce que le rayon de courbure est plus grand. Lorsque l'arc est encore comme dans le cas présent de petite flèche et de grand rayon, la rotation pourra exister, elle ne sortira pas des limites angulaires normales intervertébrales, le rachis aura conservé toute sa souplesse ; le sujet s'étant accommodé à de nouvelles conditions statiques, ne pourra plus volontairement redresser sa ligne rachidienne ; mais si, par une traction sur la tête, vous inversez les forces auxquelles il est soumis, ces nouvelles forces agiront dans la plénitude de leur puissance. Il se formera une résultante horizontale qui ramènera la colonne vertébrale dans l'axe vertical. « L'enfant se corrige à la traction. »

C) Phase des rotations

C'est la phase d'état de la maladie. Malgré l'infinie variété des types en intensité, malgré la prédominance de tel ou tel symptôme, le tableau clinique est toujours au complet. Les vertèbres ont tourné et se sont fait un nouvel habitus dans une position latérale ; la saillie costale est apparue et constitue l'élément le plus disgracieux de la scoliose, malgré l'opinion paradoxale de certains Américains qui veulent voir dans cette attitude une grâce serpentine ajoutée aux charmes de la femme. Le corps s'est constitué un équilibre factice, mais les nouvelles relations contractées par les diverses pièces du squelette ne peuvent pas s'anéantir par un seul effort. Une traction dans le sens de l'allongement engendre bien une résultante horizontale qui devrait remettre tout en place, mais cette résultante déjà faible, obligée de réaliser malgré des contacts nouveaux une détorsion du thorax entier, n'y peut parvenir. Malgré les extensions les plus énergiques, le rachis reste onduleux, la côte de melon saillante. « La scoliose ne se corrige plus. »

Appendice pour la colonne lombaire. — Nous avons trouvé dans les relations de la cage thoracique et de la colonne dorsale un guide précieux, un repère infaillible pour l'examen des courbures dorsales ; l'absence de tions semblables au niveau des vertèbres lombaires devait, en modifiant le processus, modifier aussi les caractères.

Le rachis lombaire, en effet, porte tout le poids des régions supérieures. Libre dans ses mouvements, et por-

tant en lui-même des tendances marquées à la rotation)
il est tout désigné pour présenter ce phénomène à un haut
degré ; mais, par contre, lorsque s'exercera une action
inverse, il recevra seul tout l'effet de cette action, et
comme les modifications pathologiques n'existeront
qu'en lui, il bénéficiera largement de l'intervention des
forces correctrices. Le rachis lombaire est un rachis très
mobile, avant l'âge des adaptations, s'entend.

Qu'on jette pour s'en rendre compte un regard sur
les clichés annexés à l'observation Georgette O...,
page 125. Il s'agit d'une même jeune fille ; dans le premier, elle nous montre une courbure lombaire dominante ;
dans le second, le seul fait d'être étendue sur la table de
radiographie a soulagé ses vertèbres lombaires qui présentent maintenant une déviation moins remarquable que
la région dorsale ; dans le troisième, l'extension verticale a suffi pour corriger, presque complètement, la courbure des apophyses lombaires... la colonne dorsale n'a pas
bougé ! ! !

À cette région, la colonne vertébrale a bien son mode
de conduite propre. Elle subit violemment les impulsions,
y obéit en bloc, accumule les déviations pour suivre aussi
facilement la marche inverse : nous aurons à en tirer des
conclusions lors de l'étude des traitements.

Des procédés d'investigation. — À lire cette étude, on
s'attendrait peut-être à nous voir faire appel aux méthodes,
aux appareils les plus minutieux. Il n'en sera rien. Pour avoir
cherché à dégager le plan directeur qui régit une scoliose,
nous n'en avons pas moins conscience des variations que peut
subir son application ; nous n'ignorons point quel vaste

champ la nature ouvre à leur fantaisie, et quel rôle im-
mense elle assigne à la clinique. Le véritable esprit scientifique ne consiste pas à poursuivre une chimérique exac-
titude, mais bien à garder une juste notion du degré de
précision que l'on peut atteindre. On ne mesure pas un
champ à la chaîne d'arpenteur pour pousser ensuite
sa multiplication jusqu'à la vingt-cinquième décimale. Il
est inutile de mesurer les différences de niveau des deux
épaules à une division près d'un vaste cadran pour entrou-
ver cinq d'écart à la contre-épreuve.

Les meilleurs procédés seront pour nous les plus
simples, les meilleurs instruments, un mètre, un fil à
plomb et un peu de coup d'œil.

Pour se faire une idée nette de ce qu'est une scoliose,
il faut naturellement apprécier les courbures, les rotations, les déformations.

Sans entrer dans le détail de choses bien connues, rap-
pelons que la courbure apparaît, quoique infidèlement
représentée, si l'on marque au crayon dermographique
les saillies des apophyses épineuses. L'inégalité des
triangles de taille, le surélévement de l'épaule du côté
convexe, l'écartement léger de la pointe de l'omoplate du
même côté, en sont les symptômes annexes. Un fil tendu
du sacrum aux apophyses cervicales, permet de mesurer les flèches, le fil à plomb tombant des mêmes vertèbres rendra compte des obliquités possibles de l'axe
général. Dès maintenant, nous pouvons savoir s'il s'agit
d'une phase des tendances ou d'une phase des courbures.

Portons maintenant notre sujet sous le trépied de Sayre
ou tout autre appareil de suspension, et soumettons-le

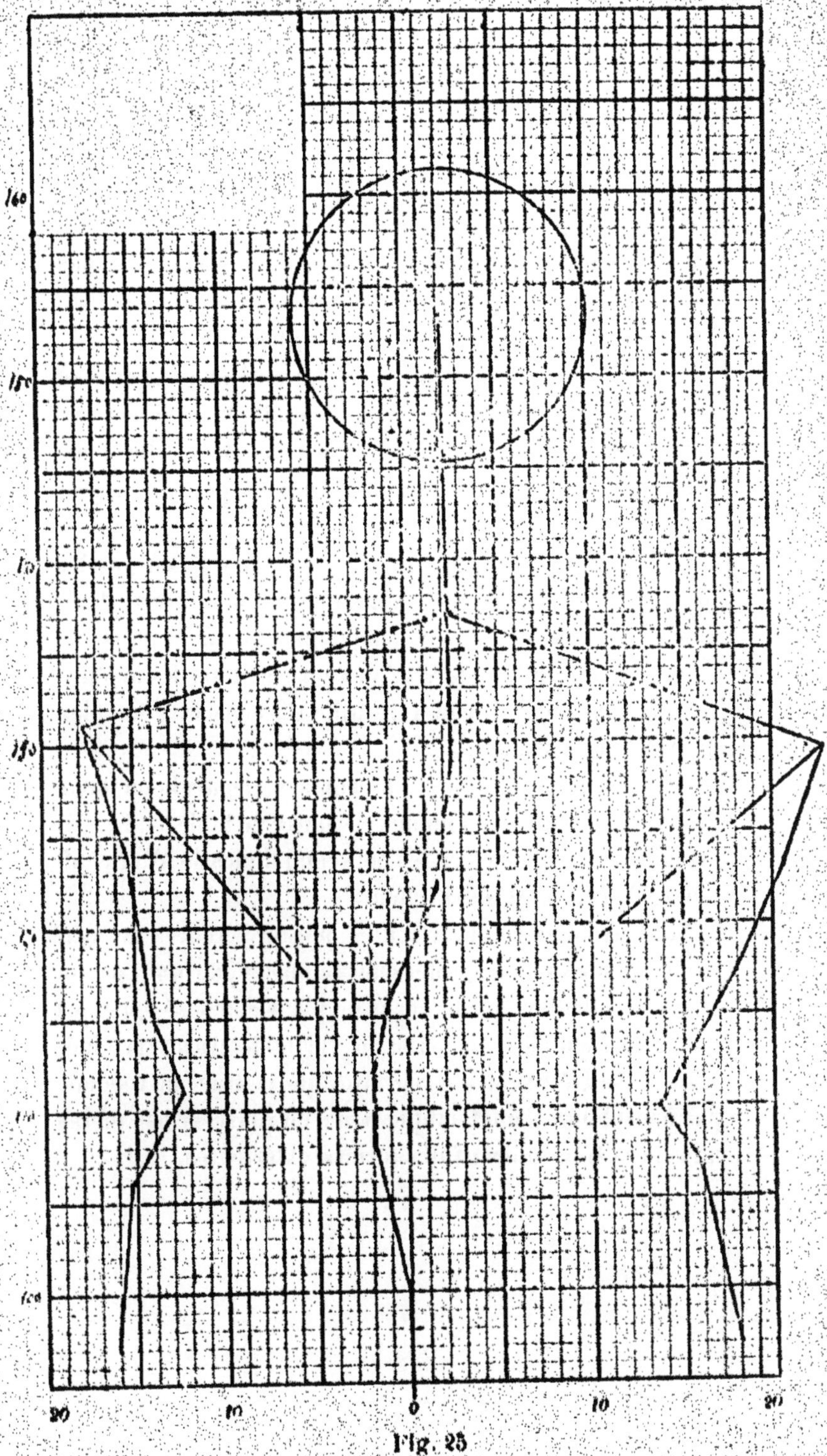

Fig. 25

Tableau de Zander.

à la traction de son propre poids ; parfois, il se redressera d'une façon presque parfaite, la rotation n'existait pas encore ; plus souvent, la correction absolue n'aura pas lieu, les vertèbres avaient tourné d'un angle stable.

D'ailleurs nous le savions, les déformations nous avaient renseigné. La côte de melon jetait violemment en arrière et en dehors la pointe de l'omoplate, elle constituait elle-même une gibbosité qui ne pouvait passer inaperçue pour un œil exercé.

Dans certains cas, lorsqu'on veut suivre pas à pas les progrès d'une scoliose chez un sujet qui se refuse au traitement proposé et revient néanmoins (le cas se présente malheureusement), ou lorsqu'on veut constater les améliorations réalisées, il peut être utile de conserver un plan figuratif de la maladie.

Bien des procédés ont été préconisés, depuis la méthode de Zander, dont nous donnons ci-contre un tableau (*fig.* 25) jusqu'aux scoliosomètres les plus compliqués de W. Schulthess. Aucun n'est sans défaut.

Nous avouons réserver toutes nos préférences au système employé par le professeur Lannelongue qui, par la simple application sur le corps de plans composés par des tringlettes mobiles, recueille un véritable tracé cyrtométrique. Peut-être est-il à regretter que ce tracé ne réponde pas à un plan réel anatomique. On n'en conserve pas moins un repère très indicatif des formes extérieures.

CHAPITRE V

Les traitements.

De même que nous avons, au lieu de décrire des cas particuliers de scoliose, isolé un plan général de cette maladie, nous allons maintenant exposer dans ses grandes lignes une méthode de traitement ; nous n'avons pas la prétention de prévoir l'infinie variété des cas particuliers qui peuvent se présenter. Ceux qui nous feraient l'honneur de vouloir bien nous suivre dans cette voie sauraient bien en faire l'adaptation aux besoins de leurs sujets.

Pour nous, traiter une scoliose, c'est la ramener par étapes à des phases de moindre gravité, jusqu'à la consolidation définitive en attitude correcte. Nous commencerons donc par une scoliose de la troisième catégorie en faisant remarquer que le mal évité n'a pas à être réparé et que, pour remonter l'échelle pathologique, on part de l'échelon où l'on se trouve.

C) LA TROISIÈME PHASE

Compresseur. Compensateur.

La première indication dans ce cas est de supprimer la cause nocive ; de faire porter le plus possible sur la ceinture pelvienne le poids de la ceinture thoracique. L'usage du corset de Sayre, si parfaitement adapté au corps qu'il semble former une sorte de tégument superficiel rigide, en découle. Mais pour qu'il remplisse ce rôle, il faut qu'il soit appliqué pendant l'allongement.

Nous procédons ordinairement de la façon suivante : Une sorte de portique très simple, dont la *figure 26* ci-contre nous dispense de donner la description, permet de tirer en haut la tête par l'intermédiaire d'une fronde de Glisson attachée à une moufle. Sur divers échelons il peut s'aider des mains et faire porter la masse des épaules.

L'enfant est habitué peu à peu à ce genre d'exercice ; au bout de quelques essais il peut supporter facilement cette position pendant quinze minutes, l'extrémité des pieds touchant seule la base du portique. Il en résulte déjà une certaine mobilisation des connexions néfastes qui se sont formées.

C'est alors qu'on procède à l'application du corset. Des bandes de tarlatane fortement plâtrée sont trempées dans l'eau salée et immédiatement roulées par-dessus un cache-corset d'étoffe très souple et une légère couche d'ouate. En quelques minutes la solidification se fait, il ne reste plus qu'à rectifier les bords de l'appareil.

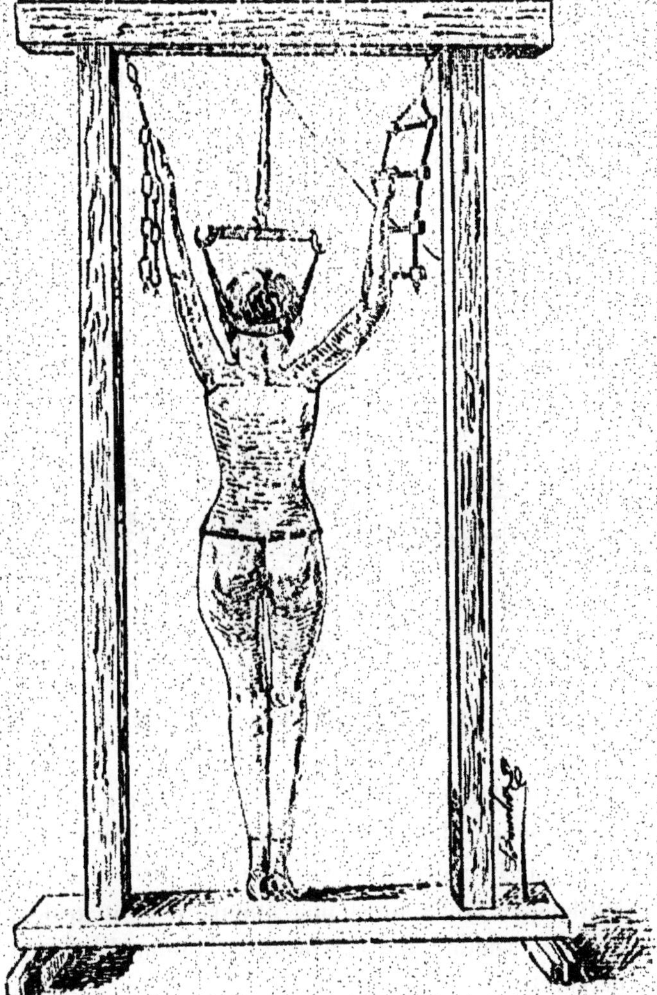

Fig. 26
Portique pour suspensions. Mlle V..., après l'application du corset
de Sayre, v. plus loin.

Mais il est quelquefois utile d'exercer des tractions supérieures à celles que réalise la pendaison. Dans d'autres cas, des malades ne peuvent supporter cette attitude sans syncope, que l'allongement horizontal n'inquiète nullement. On peut avoir recours à l'appareil bien connu de Mathieu, qui se prête très bien à la confection du corset et présente sur beaucoup d'autres cet avantage d'être solidement assis, et facilement accessible (*fig.* 27).

Ajoutez à cette manière de pratiquer l'extension, quelques manœuvres de compression momentanée, telles que le

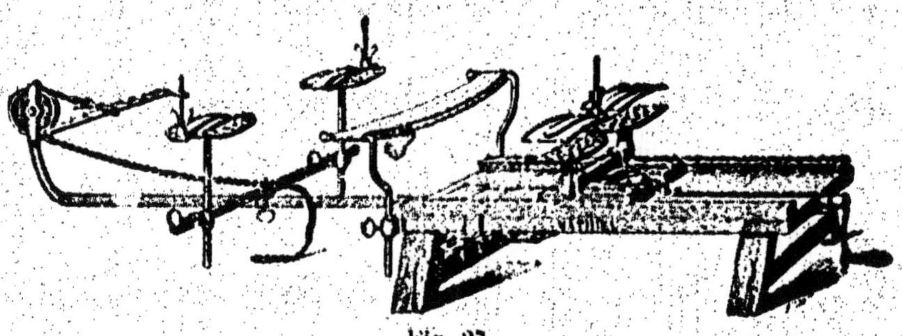

Fig 27

L'appareil à tractions horizontales,

refoulement manuel de la gibbosité, les essais de détorsion par la bande élastique de Lorenz, les séances d'écrasement par le cadre et la vis de pression de l'appareil de Mathieu, et vous aurez une application intégrale de la grande formule : redressement et fixation. Eh bien ! cela ne suffit pas.

Passons en revue un certain nombre d'observations de malades auxquels l'application de ce traitement a apporté des modifications qu'on peut sans crainte considérer comme

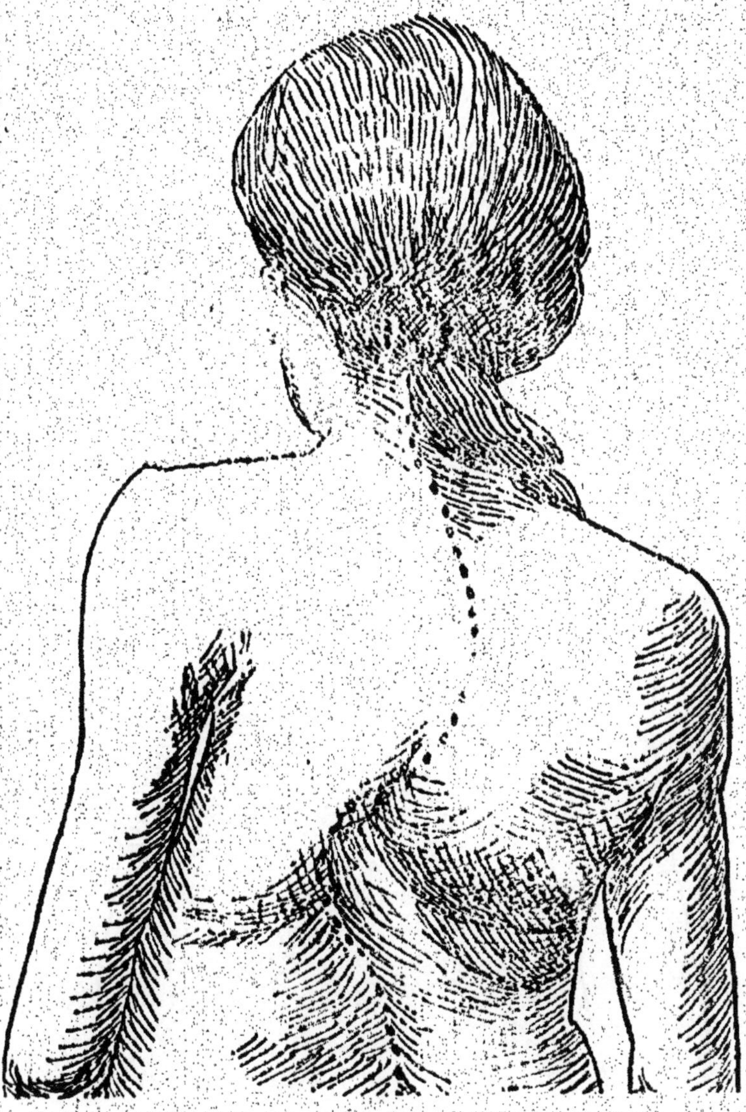

Fig. 28

B... Marie, 16 ans, avant tout traitement.

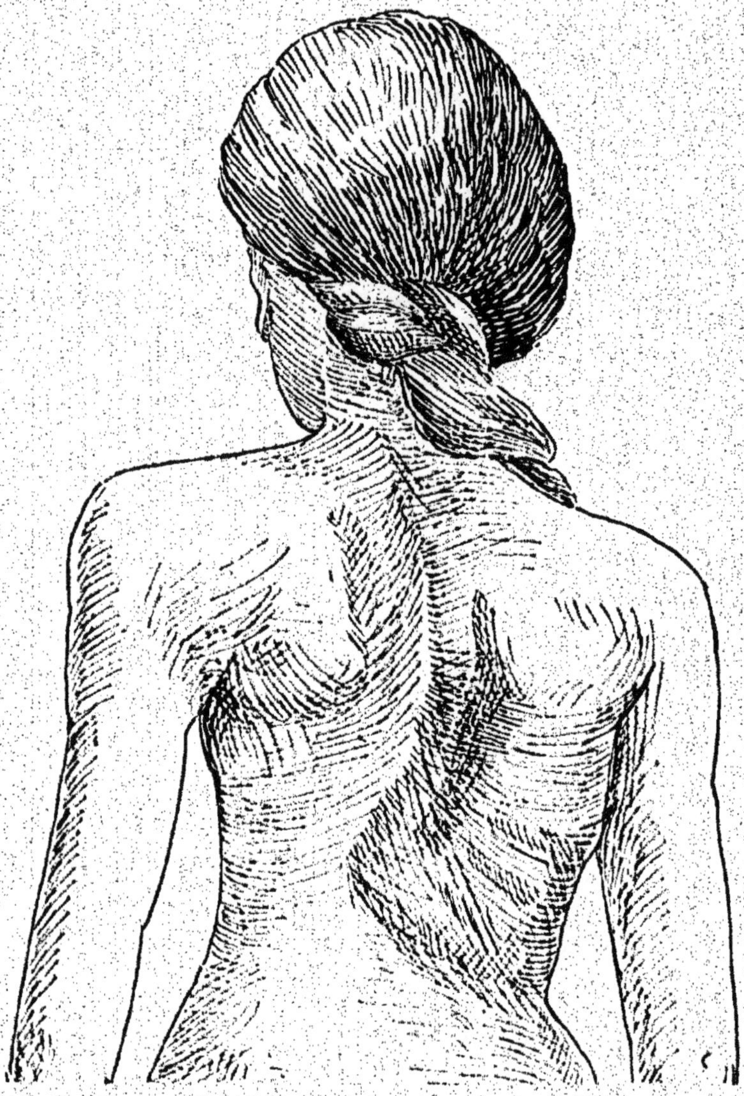

Fig. 29

B... Marie, après 18 mois de traitement.

excellentes. Ces observations ayant déjà été publiées dans la thèse du docteur Dayez (1900, Paris), nous nous contenterons de les résumer en y prenant ce qui nous intéresse.

OBSERVATION II *bis.*

S... Alice, 13 ans, dont nous avons déjà étudié l'histoire à propos des attitudes scolaires, présente à son arrivée dans le service du docteur Billhaut une courbure dorsale de 37 mm. de flèche et une lombaire de 22 mm. L'extension simple ne suffit pas à corriger les déviations ; il existe une côte de melon très saillante. La rotation est manifeste. L'enfant est alors soumise à des attitudes correctrices par l- tractions inégales sur les épaules, et immobilisée dans ces attitudes. Le traitement dure deux ans renouvelé de six semaines en six semaines. A l'enlèvement du dernier appareil, la colonne vertébrale est presque rectiligne, les épaules sont au même niveau, l'état général est excellent, et pourtant, ajoute l'observateur : la gibbosité dorsale n'a pas complètement disparu. Les *figures 6. 7 et 8* (pages 23, 25 et 27) le montrent bien.

OBSERVATION III

B... Marie, 16 ans, vient à la consultation de l'Hôpital International le 3 novembre 1897. Elle est atteinte d'une scoliose qui remonte à l'âge de cinq ans et a été soignée jusqu'à ce jour dans le service du docteur Kirmisson. Elle présente une courbure dorsale droite et une lombaire gauche d'environ 3 centimètres de flèche. La côte de melon est volumineuse, le thorax est dévié vers la droite, l'épaule gauche abaissée, le côté gauche déprimé.

La malade est soumise au traitement par l'appareil de Mathieu. Le premier corset appliqué, elle a grandi de huit centimètres. Pendant 18 mois elle bénéficie des résultats incontestables de ce traitement….dont les *figures* 28 et 29 nous permettent de juger, la colonne s'est notablement redressée, assez pour que le corps se présente maintenant droit, élancé, correct…..la gibbosité n'a pas disparu.

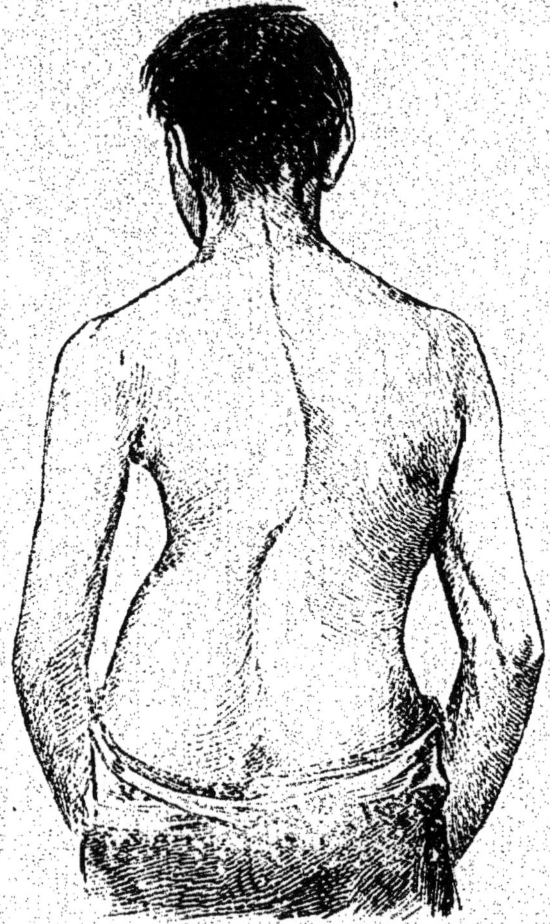

Fig. 30

J…. 18 ans, à son arrivée.

OBSERVATION IV

J..., 18 ans, taille 1m,70, vient consulter le docteur Bilhaut après avoir été soumis par le docteur de Saint-Germain à la

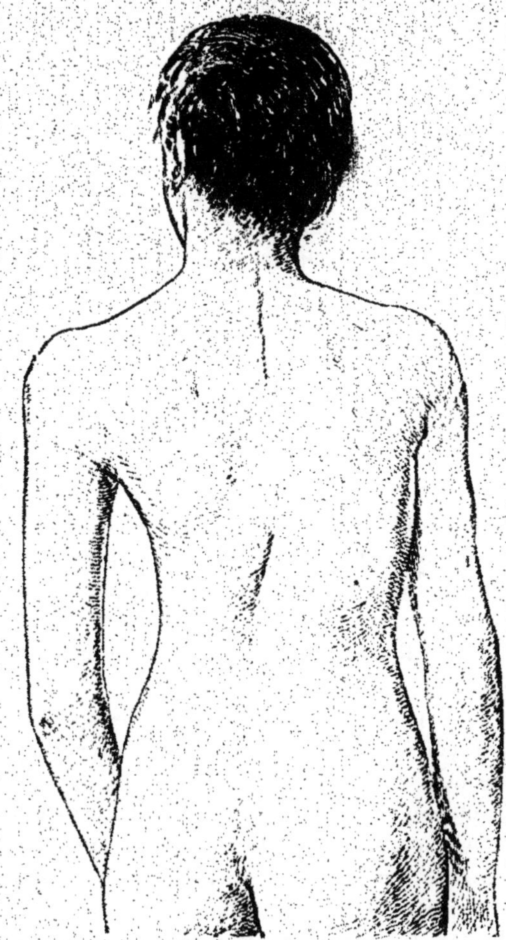

Fig. 31

J..., à la fin du traitement.

gymnastique suédoise et au port d'un corset. Le docteur Felizet a renoncé à le soigner. Il représente une scoliose dorsale droite de flèche égale à 30 millimètres et une compensatrice lombaire moins accentuée. L'état général est très bon. à La suspension verticale ne donne pas d'allongement sensible. à Le malade est anesthésié, soumis à de fortes tractions horizontales qui évasent un peu les courbures. Suivant la méthode alors usitée, on le pend par les pieds pendant qu'un aide tire sur la tête, or, applique le corset en exerçant de violentes pressions sur la gibbosité. Six semaines après, ces manœuvres sont recommencées, puis trois autres corsets sont appliqués sur l'appareil de Mathieu avec une tension de 80 kilogr.

Enfin le résultat maximum est obtenu, le malade n'a rien changé à sa vie active ; cheval, chant, promenades en forêt lui ont été permis. Les *figures 30 et 31* montrent quelle excellente correction fut obtenue, et pourtant..., il persiste une côte de melon.

Observation V

P... Jean-François, 9 ans, est adressé au docteur Bilhaut par le docteur Rabion. Il est atteint d'une incurvation dorsale gauche avec compensatrice lombaire droite. La région lombaire est ensellée *fig. 32*.

Le début eut lieu à trois ans ; pas de rachitisme, pas de tare physiologique.

Dans la suspension verticale, la ligne des apophyses semble vouloir se redresser, surtout lorsqu'on presse énergiquement sur la gibbosité.

Après un premier corset, on imprime au rachis des tractions de 60 kilogr.; quatre appareils sont encore appliqués sans autre inconvénient qu'une escarre accidentelle guérie en quelques jours. A la sortie *fig. 33*, la colonne se confond presque avec la verticale; elle porte des sinuosités anguleuses qui mon-

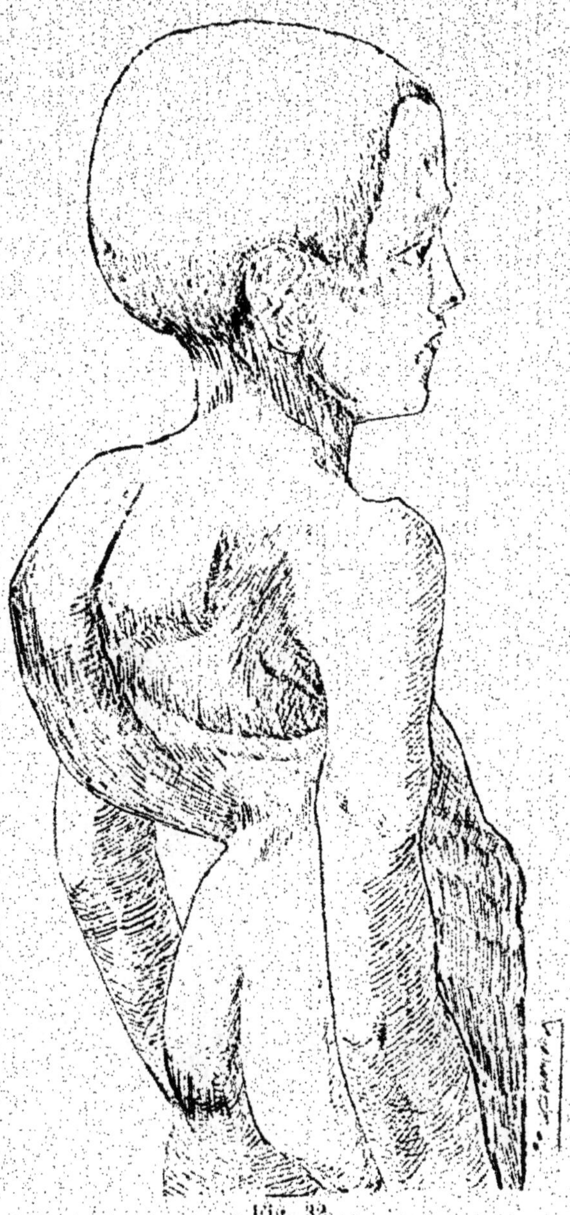

Fig. 32

P... Jean-François, à son arrivée.

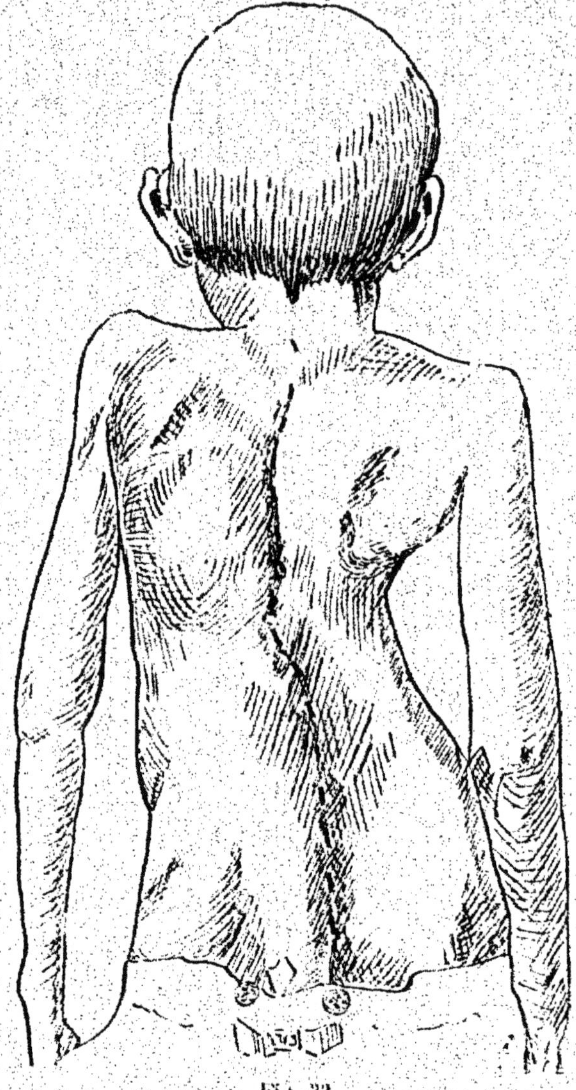

Fig. 33

P... Jean-François, en cours de traitement.

trent à quel travail elle a été soumise : le symptôme le plus persistant est encore... la côte de melon.

Nous avons sous les yeux un tableau synoptique du même observateur portant sur 45 cas de scolioses dont les flèches principales ne descendent guère au-dessous de 20 millimètres. Ce tableau synoptique est dit des scolioses graves améliorées. Si l'on réfléchit qu'une telle flèche appelle certainement une rotation vertébrale bien installée, que ces scolioses graves correspondent bien à nos scolioses de la troisième phase, que la gibbosité persiste même alors que le rachis est redevenu droit, et que ces scolioses ne furent qu'améliorées, il apparaît évident qu'il a manqué là quelque chose : une pression qu'on éprouve le besoin d'exercer, rien qu'en voyant les figures ci-dessus.

Le raisonnement nous apprendra son utilité.

Une tentative très intéressante fut faite par le docteur Calot, de Berck, qui n'hésita pas à pousser le refoulement jusqu'à l'écrasement, la pression jusqu'au craquement osseux et immobilisa ensuite ses sujets dans l'appareil plâtré. Les faits n'ont pas répondu aux espérances conçues tout d'abord. L'état anatomique des os déplacés paraissait un obstacle au succès. Ce système n'est plus guère employé que dans certains cas graves.

Quant aux compressions graduées par des appareils orthopédiques modifiables, leur effet, contesté d'ailleurs, est si lent que le traitement finit par prendre la physionomie d'un second mal chronique superposé au premier, absorbant des années qui sont souvent les plus belles et les plus utiles de la vie.

Revenons à notre théorie.

Le couple total de rotation a été anéanti par la suppression de la pesanteur. La force c_2 de la figure 23 ne maintient plus la côte dans sa position postérieure. Établissons au contraire une poussée directement inverse ; cette force prendra l'avantage, et, les solidarités osseuses persistant, la côte à son tour ramènera la vertèbre dans le plan sagittal, rebelle aux déviations latérales ; elle aura en même temps supprimé une difformité désastreuse.

Nous avons vu que la force c_2 qui entraîne la vertèbre en arrière a une direction postérieure et légèrement externe. C'est donc en arrière et un peu en dehors qu'il faudra appuyer.

Comment réaliser cette pression ?

Elle doit être constante, progressive, élastique.

Constante, parce que c'est sa seule manière d'être utile.

Progressive, pour n'être jamais inactive.

Elastique, pour éviter les escarres et les pressions douloureuses.

Nous avons imaginé de prendre comme point d'appui la face interne du corset de Sayre : cet appareil ingénieux qui moule admirablement le corps, présente par ses circulaires plâtrées, une résistance puissante et rigide, et nous avons constitué l'appareil suivant : une poche plate en caoutchouc et de forme ovale peut recevoir une quantité donnée de liquide ; ses dimensions varient suivant les cas de 15/25 à 10/15. L'une de ses faces, libre, peut s'étendre sous la pression ; l'autre, rendue peu extensible par la présence d'un tissu spécial (utilisé par M. Mathieu, constructeur de l'appareil) qui se réfléchit un peu sur la face antérieure, présente en sa partie médiane un ajutage de caoutchouc d'une longueur de quinze centimètres, terminé par un embout à pas de vis susceptible de recevoir un obturateur ou de s'adapter à une seringue (*fig. 34*). On pourrait ajouter une valve; mais nous n'en avons point reconnu l'utilité jusqu'ici.

Pour appliquer l'appareil, on suspend le sujet, on l'entoure d'une couche d'ouate et on pose la pelote compressive

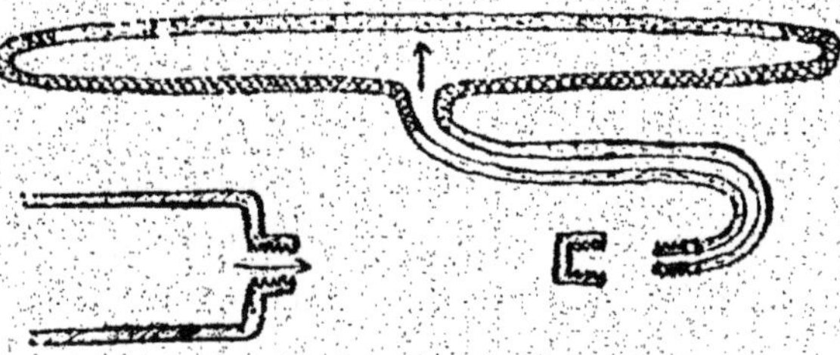

Fig. 31

Coupe du compresseur établi par la maison Mathieu.

à l'endroit où elle doit agir. Il est bon de la frotter légèrement de vaseline.

On applique ensuite le corset plâtré comme autrefois, en entourant, sans l'obstruer, l'ajutage qui doit se perdre dans les vêtements.

Deux jours après l'appareil est parfaitement sec et rigide.

Q'injecterons-nous dans ce sac ? Une première tentative avait été faite dans ce sens, et nous l'ignorions lorsque ce compresseur fut établi, par le docteur Billhaut qui enfermait dans le corset une vessie de caoutchouc dont l'ajutage sortait à la partie supérieure de l'appareil. On y comprimait alors de l'air avec une pompe. Cette tentative avait été abandonnée parce que la poche à air insuffisamment fixée pouvait se déplacer : on ne pouvait se rendre compte du volume et des pressions obtenues ; l'air fuyait et cette évaluation, déjà imprécise, devenait impossible.

Nous devions éviter un liquide trop fluide pour épargner au malade le clapotement avec les petites quantités d'air qui ne peuvent manquer de s'introduire.

Le liquide choisi fut la glycérine.

On en injecte tous les jours (et, grâce à la facilité de cette manœuvre son exécution peut être confiée à la famille) 10, 15 ou 20 centimètres cubes, le sujet s'aperçoit à peine de cet accroissement. Refoulé par une compression qui rappelle en tous points celle du matelas d'eau, non seulement il n'a pas à craindre les escarres, mais la perfection des contacts le maintient agréablement.

Et pourtant une force agit, qui, six semaines plus tard, aura gagné sur la gibbosité des centaines de centimètres cubes.

Le corps a-t-il perdu autant de son volume ? non pas ! Nous avons vu qu'à la saillie scoliotique correspond de l'autre côté une dépression. Comblons, avant d'appliquer le cache-corset et le coton, cette dépression avec une substance capable de s'affaisser, de disparaître même par émiettement : le cellulin ; enlevons au besoin avec de longues pinces ce tampon dit « compensateur » et nous aurons ménagé de l'autre côté un refuge tout trouvé pour l'arc costal repoussé. En effet, l'arc antérieur du thorax, en coupe, coïncide approximativement avec un arc de cercle dont le centre serait dans le canal médullaire. Rien donc ne s'opposera à ce que cet arc ne tourne inversement à sa rotation pathologique.

La *figure 35* montre le schéma de ces actions.

Dans la *figure 36* on voit un sujet au moment de l'application du corset ; une échancrure permet d'apercevoir le compensateur. Le compresseur occupe la place où la bride plâtrée va le fixer.

Nous réserverons au chapitre des observations la dis-

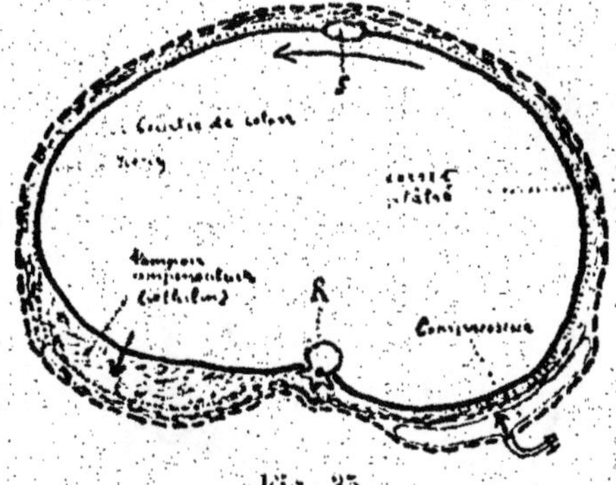

Fig. 35

La rotation du thorax sous l'impulsion du compresseur.

cussion des résultats pratiques obtenus par ce procédé ; mais, théoriquement, nous pouvons dire que non seulement la côte de melon aura disparu, mais le rachis aura subi une détorsion. Nous avons l'intime et profonde conviction que nous nous trouverons en présence d'une scoliose réductible par tractions et manœuvres momentanées. D'une scoliose de la deuxième période dont nous allons indiquer le traitement.

B) LA DEUXIÈME PHASE

L'extension. L'immobilisation.

Nous sommes maintenant en présence d'une scoliose sans côte de melon, la vertèbre n'est plus fixée dans une position angulaire vicieuse, elle peut revenir dans son plan sagittal, la rotation à proprement parler n'existe plus.

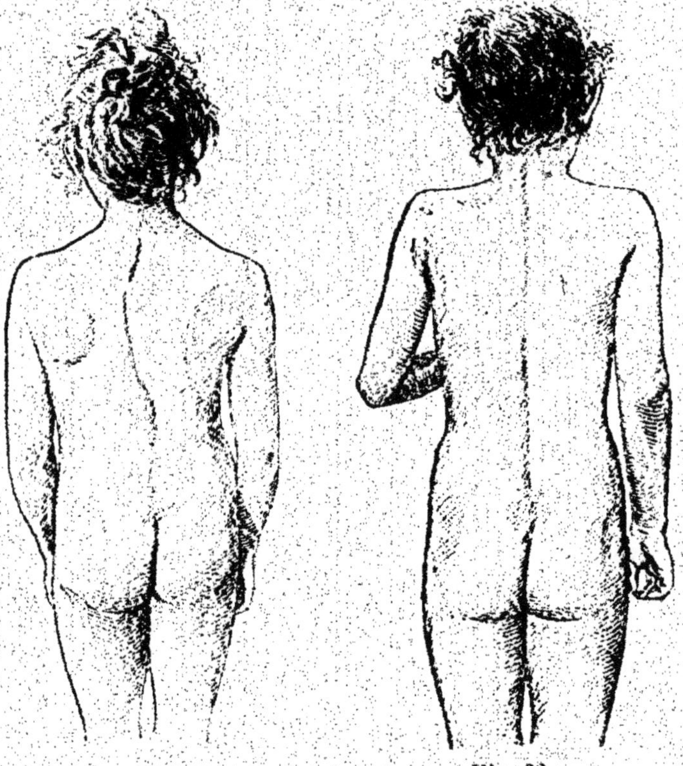

Fig. 37   Fig. 38

Bon... Julie, avant et après les trois mois de traitement.

Mais il subsiste des courbures. Atténuées déjà, elles doivent disparaître complètement. Nous allons prouver qu'une telle scoliose peut aboutir à la guérison absolue par la seule intervention de la traction longitudinale suivie d'immobilisation.

Empruntons encore à la thèse du docteur Dayez un certain nombre d'observations et résumons-les, en mettant en lumière les renseignements qui établissent notre postulatum.

Observation VI

Bon... Julie, 8 ans, est présentée au docteur Billhaut le 12 mai 1897. Elle porte une scoliose dorsale principale gauche avec compensatrice lombaire et cervicale. Depuis l'âge de cinq ans où sa scoliose est apparue, on a vainement tenté de l'enrayer par le port d'un corset orthopédique. Comme on le voit sur la *figure 37*, la courbure est assez accentuée, mais la gibbosité postérieure est très faible. Des tractions longitudinales par l'appareil de Mathieu suffisent pour rendre parfaitement rectiligne la ligne des apophyses épineuses. Le simple abaissement d'un des supports brachiaux corrige les saillies inégales des omoplates.

Le 15 novembre 1899 l'enfant est telle que la représente la *figure 38*.

Observation VII

Mlle V..., 15 ans, est atteinte d'une scoliose dorso-lombaire gauche avec légère compensatrice cervicale. La flèche de déviation mesure 13 millimètres. Sur une courbure aussi étendue, cet écart ne doit pas entraîner de rotation. Aussi ne constate-t-on pas de côte de melon. Sous une traction de 70 kilogr., les apophyses se placent parfaitement en ligne droite. Dans la suspension verticale, on obtient le même résultat en accrochant le bras gauche un peu plus haut que le bras droit.

Après le troisième corset la guérison est absolue et définitive.

Voir *figures* 39, 40 et 26 (page 90).

OBSERVATION VIII

Cas... présentée au docteur Billhaut par le docteur Laporte, de Plailly. L'enfant a pris vers l'âge de 11 ans un embonpoint remarquable, la colonne vertébrale s'est incurvée dans la région dorsale d'une flèche de 10 à 15 mm, à droite. Il existe en même temps un certain degré de cyphose (*fig.* 41). Pas de côte de melon, réduction possible à la traction.

L'enfant reçoit successivement trois corsets plâtrés puis un corset de grande jeune fille baleiné d'acier qui a suffi à maintenir définitive la guérison obtenue (*fig.* 42).

OBSERVATION IX

Mlle Bouil..., amenée à l'Hôpital International par le docteur Fort, de Draveil, porte une scoliose dorso-lombaire gauche dont la flèche atteint 10 millimètres. L'observation mentionne soigneusement qu'il n'y a pas de côte de melon et que la simple suspension par l'appareil de Sayre rectifie parfaitement la ligne des apophyses épineuses. Un premier cliché nous la montre à la sortie du premier appareil (*fig.* 43). Dans l'autre (*fig.* 44) on la voit après 18 mois de traitement parfaitement et définitivement redressée.

OBSERVATION X

Mlle Dése..., 17 ans, vient chaque année en France se soumettre à un traitement orthopédique dirigé par le docteur de

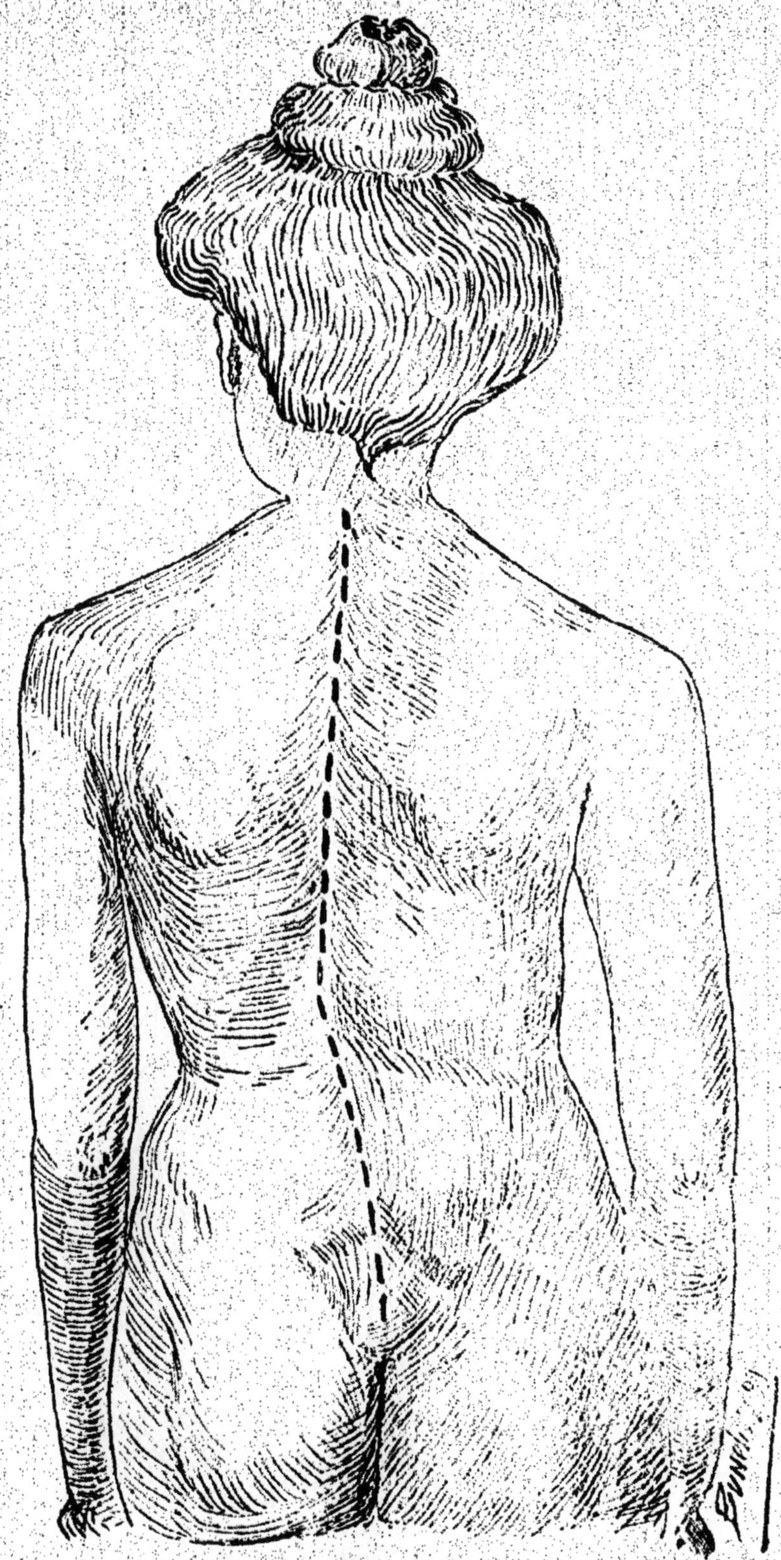

Fig. 39

Mlle V..., 15 ans, à son arrivée.

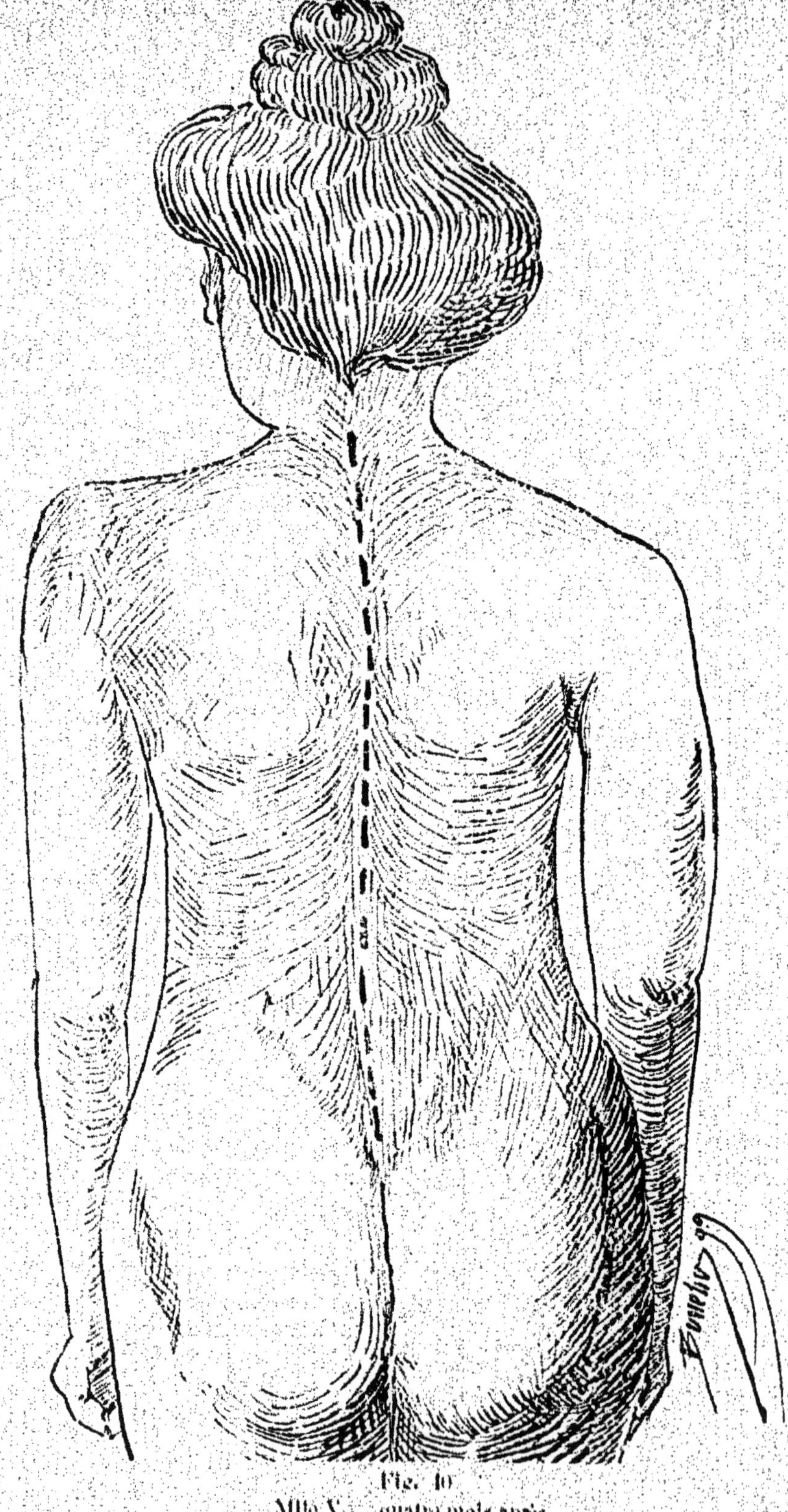

Fig. 10

Mlle V..., quatre mois après.

Saint-Germain, sans succès d'ailleurs (*fig.* 45). Il s'agit d'une scoliose lombaire droite dont la flèche a atteint 25 millimètres. Il existe dans la région dorsale deux légères courbures alternées. Les apophyses transverses lombaires soulèvent les téguments

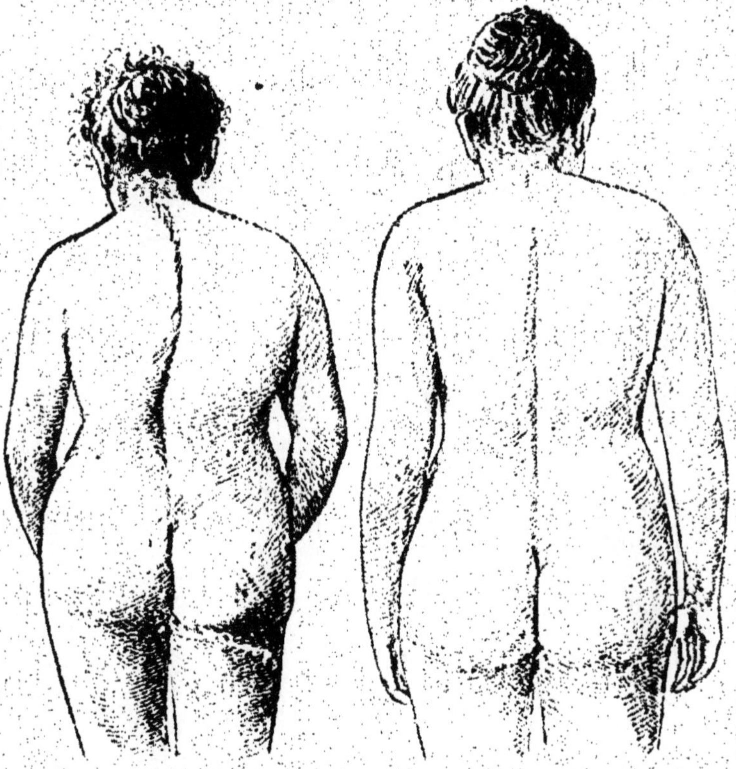

Fig. 11   Fig. 12

Cas..., avant et après quatre mois de traitement.

du côté convexe, la rotation y est très manifeste. Or, qu'avons-nous en réalité? Des déviations dorsales sans rotation, sans côté de melon, une courbure lombaire qui, nous l'avons dit, doit être

très libre. Il en est ainsi ; la traction horizontale par l'appareil
de Mathieu corrige intégralement rotation et déviation. Quelques corsets plâtrés sont posés et, un an après leur abandon, un
simple corset baleiné d'acier a maintenu la jeune fille dans la
correction absolue que montre la *figure 46*.

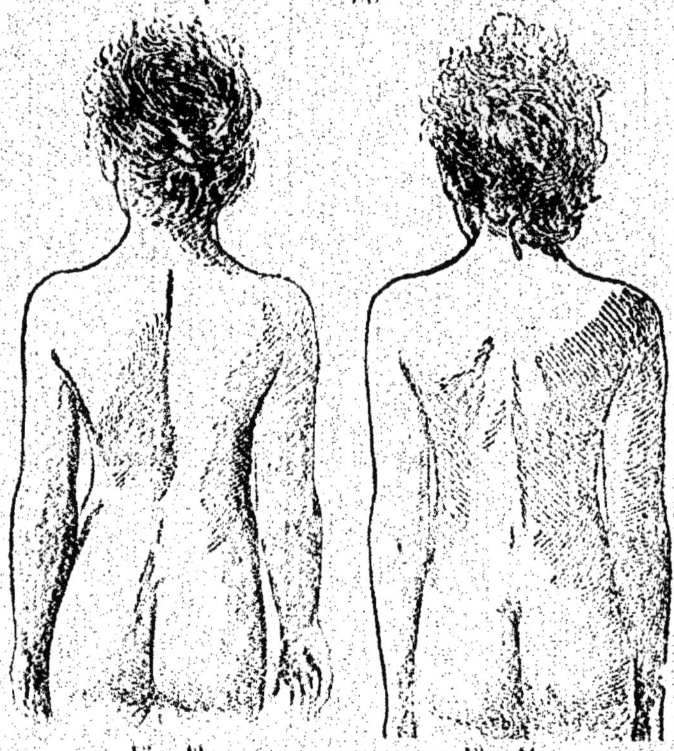

Fig. 13   Fig. 14

Mlle Bouill..., après 1 mois de traitement et après 18 mois de
traitement.

Nous avons choisi ces cinq cas parce que, très caracté-
ristiques, ils présentaient pour nous l'avantage de nous
permettre d'y adjoindre les figures que nous possédions.

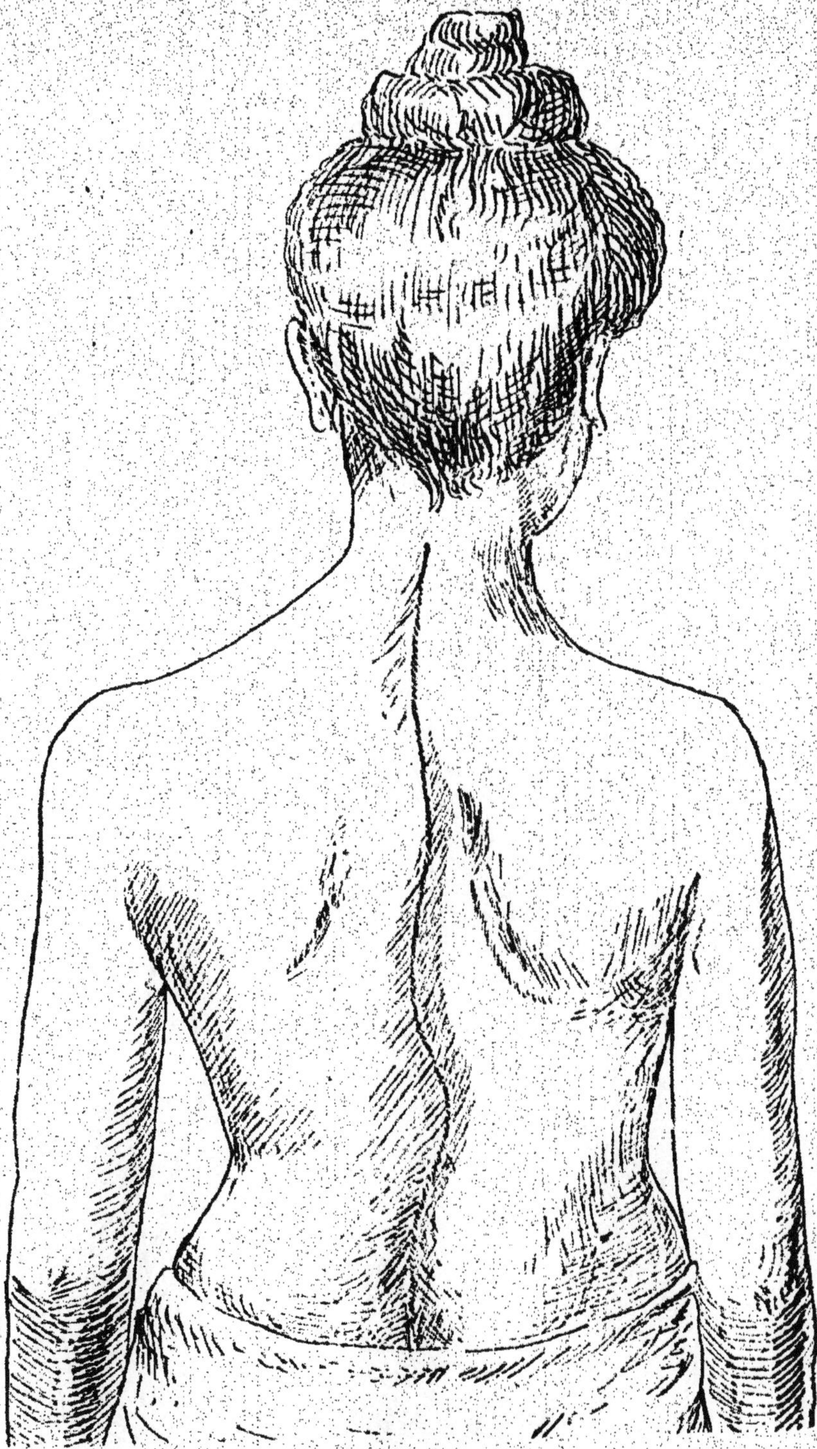

Fig. 15

Mlle Dese..., 17 ans, à son arrivée.

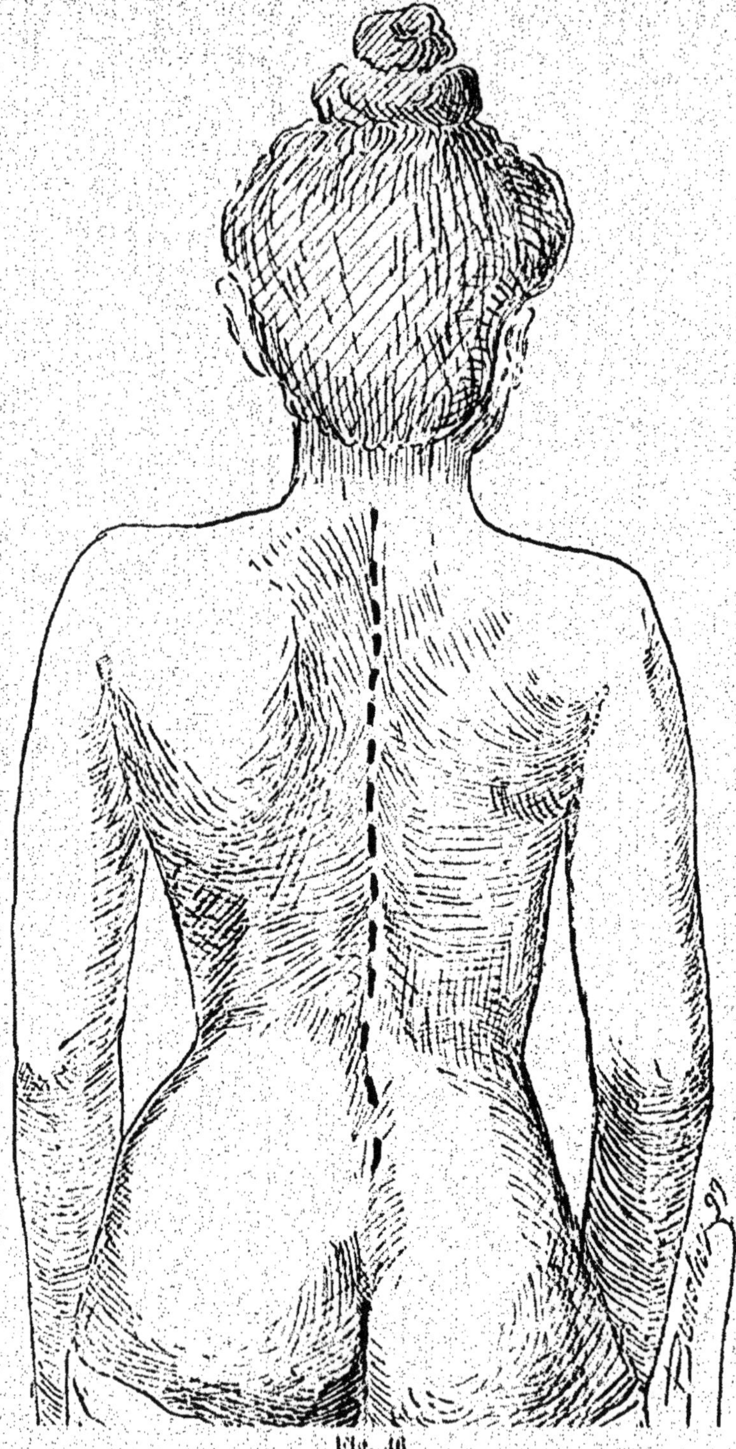

Fig. 46

Mlle D......, après quatre corsets simples.

PERDU

Mais il nous reste un tableau synoptique très fécond en enseignements, ce tableau nous montre que sur 13 cas dans lesquels la flèche de la scoliose restait au-dessous de 20 millimètres, qui ne présentaient pas de gibbosité postérieure en côte de melon, chez lesquels, par conséquent, le degré de rotation qui pouvait exister n'avait pas pris de caractères de fixité, malgré l'écartement déjà notable des lignes épineuses, la guérison est toujours survenue totale, radicale et définitive.

Nous sommes donc fondé à dire : dès que les déplacements angulaires possibles à la colonne lui donnent un champ qui englobe l'axe sagittal du corps, dès qu'elle peut, en d'autres termes, sous l'influence d'une traction ou d'une manœuvre sans violence, reprendre sa direction normale, l'application simple du corset de Sayre est un traitement indiqué et certain.

Ce sera le cas des colonnes dorsales dont la flèche ne dépassera pas la longueur de 20 millimètres, qui ne présenteront pas la saillie postérieure, indice des rotations fixées ; on l'a vu, celles-là se redressent toujours.

Ce sera, chez l'enfant, presque toujours le cas des colonnes lombaires, si incurvé que soit l'arc, si déviée que soit l'apophyse, à cause de la mobilité que présentent ces vertèbres. Nous avons eu soin de noter en dernier l'observation n° X, Desc…… qui en est un frappant exemple. On verra au chapitre de nos observations personnelles un autre cas, non moins sérieux et démonstratif.

Combien de temps devra-t-on laisser le malade soumis à ce traitement ?

Jusqu'à ce que la réaction de l'organisme ait mis les

masses vertébrales en état de résister à une rechute au moins avec le secours d'un appareil de maintien.

Il est facile de voir que dans certains cas chez un sujet d'un certain âge, soumis à deux ou trois applications de corsets avec compresseur et compensateur pour une scoliose de la troisième phase, d'une bonne constitution, si la correction est obtenue au bout de ce temps, on pourra passer de suite au traitement de la phase des tendances. Les corsets qu'il aura portés auront pu, en même temps qu'ils fournissaient un point d'appui aux appareils de refoulement, tendre suffisamment le rachis pour détordre les régions dorsales, détordre et allonger les masses lombaires. La consolidation rectiligne aura pu se faire, et il suffira d'éviter les attitudes vicieuses pour chasser toute crainte d'inclinaison nouvelle.

Si le sujet, jeune et trop flexible, ne paraît pas avoir conquis la garantie d'une rigidité suffisante, quelques corsets de Sayre, bien appliqués sur un corps bien droit, seront facilement acceptés par les familles, sans inconvénients et très utiles.

Enfin, si l'enfant a eu le bonheur d'être soigné à une période où l'évolution du mal n'avait pas dépassé ce stade, ils seront, à eux seuls, un traitement qui, pour n'être pas nouveau, n'en est pas moins le plus logique et le plus efficace.

Le rôle du clinicien sera précisément d'apprécier l'opportunité de son application et de son maintien.

A) LA PREMIÈRE PHASE.

Le Triangle à coulisse.

La guérison proprement dite obtenue, nous nous retrouvons dans ce que j'ai appelé la phase des tendances. Peut-être la raideur définitive n'a-t-elle pas été atteinte, et la première manifestation du mal a dû laisser une propension à la récidive. Nous nous trouvons exactement dans la situation de l'enfant menacé et déformable. Qu'un rien remette en mouvement le processus évolutif et tout est à recommencer. Il importe, pour le sujet guéri comme pour l'enfant exposé, d'enrayer les moindres inflexions.

Le corset orthopédique, tel qu'on le conçoit aujourd'hui, ne nous paraît pas convenir à cet effet. Difficile à bien construire, il a trop souvent le grave défaut de porter, sur des points localisés, tout l'effort de résistance qu'on lui demande, partant il se voit condamné à cette alternative d'être faible ou mal supporté.

On est arrivé à réaliser de véritables cuirasses en cuir rigide courbé sur des moulages très précis du corps de l'enfant. Ces appareils, véritables merveilles de patience, ont l'inconvénient de coûter très cher et d'être à modifier au fur et à mesure que l'enfant grandit. Bien des familles ne peuvent faire les sacrifices nécessaires. A moins d'être constamment remises en forme sur un moulage lentement modifié, elles ne sauraient avoir d'action correctrice sur les légères saillies qui peuvent avoir persisté.

Un grave reproche peut, en outre, leur être fait. Ces corsets sont généralement munis de deux béquillons rigides s'élevant jusqu'au niveau du creux axillaire où ils reçoivent la plus grande partie du poids des régions cervicales.

Cette disposition serait excellente pour une scoliose en marche dont elle supprimerait l'agent nocif. Elle devient déplorable pour une enfant droite ou redressée.

A priori il paraît étrange qu'on oppose à un effort dissymétrique, comme celui d'un enfant qui se penche, des résistances symétriques; mais on pourrait nous répondre que les corsets ont quelquefois un béquillon ou deux béquillons inégalement élevés.

Le véritable inconvénient est plus grave. Le croissant fixe du corset orthopédique, fût-il unique, constitue en réalité un point d'appui perpétuel sur lequel un enfant indolent peut s'abandonner; il favorise le relâchement de toute la musculature du tronc. Il crée au corps une statique nouvelle à large base, une statique inerte comme celle d'une table, il supprime complètement en nous la gymnastique d'équilibre.

Et lorsque nous voudrons abandonner l'individu à ses propres forces, nous le livrerons déshabitué de la résistance, désarmé contre les forces nocives. D'ailleurs l'enfant n'accepte pas sans protestation la perspective d'être dépouillé de sa cuirasse.

C'est très flatteur pour le constructeur; c'est peut-être un gros retard pour le retour au fonctionnement physiologique.

Nous nous sommes proposé un autre but: tout en s'opposant aux écarts, guider dans leur travail les muscles qui concourent à l'équilibre; régler et approprier leur action aux besoins de la statique normale.

Nous faisons d'abord appliquer au sujet, un corset ordinaire de forme, dont les baleines sont simplement remplacées par des lames d'acier un peu raides. Sur le côté où il a tendance à s'incliner, une autre lame plus forte, bien moulée sur le corps en attitude parfaite, est fixée, garnie en plusieurs points de petits ponts métalliques sous lesquels pourra glisser la tige flexible du triangle dont nous allons parler.

L'épaule qu'incline le malade est coiffée d'un capuchon d'étoffe percé d'un trou dans lequel peut passer le bras. De là partent deux sangles, une par devant, une par derrière, qui croisent le corps en baudrier et vont s'attacher chacune en haut d'une armature de cuir.

Ces armatures se trouvent au niveau de la gibbosité latérale qui tendrait à se former; elles sont garnies d'œillets et circonscrivent entre leurs bords une fente d'apparence vaguement elliptique. Lacées, elles se rapprochent et serrent graduellement les tissus sous-jacents (*fig. 47*).

De la partie inférieure de ces pièces partent deux autres sangles qui vont s'attacher à la branche opposée (côté de la déclivité) sur une plaquette métallique mobile.

Cette plaquette se continue à sa partie supérieure par une lame flexible qui passe sous les ponts de la tige fixée dans le corset et remonte presque sous l'épaule où elle se termine par un béquillon très léger.

Le fonctionnement de cet appareil se devine aisément.

L'enfant s'abandonne-t-il à son inclinaison vicieuse?

Trois forces se développent, z, z' et z''. La première presse sur les armatures de cuir; les sangles se tendent, la lame mobile remonte, le béquillon bute sur l'aisselle, tout le système est bloqué, immobilisé. Si l'écartement de la fente est bien réglé l'enfant est encore droit.

Persiste-t-il dans cette attitude ? Il va rester soumis à

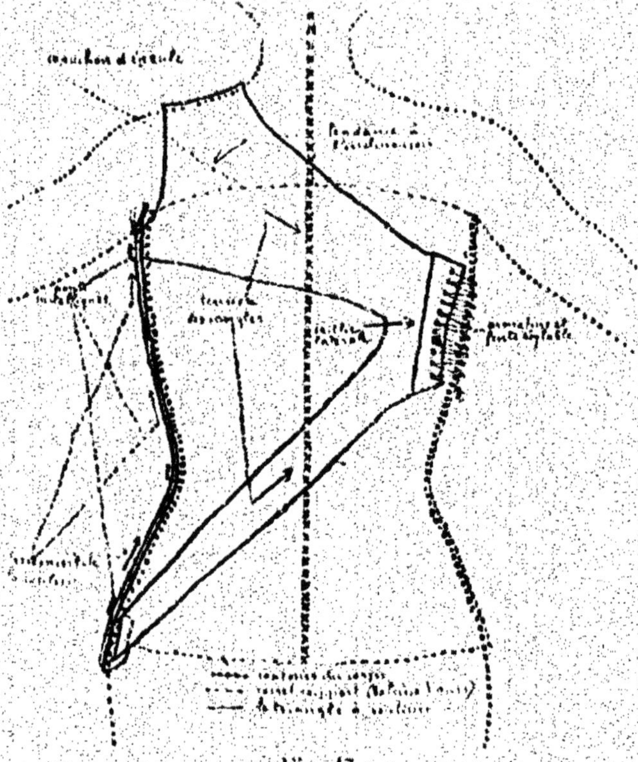

Fig. 17

Représentation schématique du triangle à coulisse.

une tension de tout le corps, à une pression pénible du creux axillaire qui iront croissant avec l'exagération du relâchement du corps.

S'il revient au contraire dans l'attitude correcte, son appareil n'existera plus pour lui (1).

En réglant la tension au niveau de la fente elliptique, il est facile d'imposer au sujet l'attitude que l'on voudra. Le corset appliqué, la famille peut tous les matins refermer par-dessus le système de sangles et reproduire d'une façon suffisamment précise la pression désirable, indiquée par un homme de l'art.

(1) Nous ne donnons cet appareil que comme un type répondant pour certaines formes d'inclinaisons aux desiderata formulés par nous. Il pourrait être modifié suivant les cas et réunis, par exemple pour les cas d'obliquité rachidienne, aux avantages de la coulisse de maintien, ceux de la sangle en diagonale que Schulters a créée sous le nom de ceinture de redressement.

CHAPITRE VI

Les premières applications.

Depuis la date relativement rapprochée à laquelle nous avons mis au point nos essais sur cette question, nous n'avons pu trouver qu'un petit nombre de malades suffisamment conformes aux cas théoriques prévus pour permettre une étude précise des résultats ; nous nous contenterons donc de trois observations soigneusement analysées et exposées pour permettre de juger de quelle utilité peut être l'application de cette méthode.

A vrai dire, leur histoire montrera bien un peu qu'un plan de traitement, si précis qu'il soit, exige encore certains tâtonnements, certaines modifications dans l'application : nous n'avions pas la prétention d'échapper à cette nécessité. Ce que l'on croit bon s'améliore avec le temps et l'expérience ; c'est la loi du progrès.

Comme on va le voir dans le cours de ce chapitre, nous nous servirons de la radiographie pour apprécier les rotations vertébrales ; nous baserons cette évaluation sur les longueurs relatives des apophyses transverses en projection. Justifions-nous dès maintenant.

Le sujet, couché sur le dos, l'ampoule est assez éloignée du rachis pour qu'on puisse considérer comme parallèles les rayons qui le délimitent. C'est donc bien une projection que reçoit la plaque. Si l'on prend pour unité la distance de l'extrémité d'une apophyse transverse au centre, on verra que la projection de cette ligne variera en fonction de l'angle de rotation. Si l'apophyse était exactement transverse dans la colonne normale, sa projection serait le cosinus de l'angle formé.

On pourrait, tenant compte de l'angle dont elle s'écarte normalement en arrière, établir ces variations en fonction des différents angles. Nous n'en ferons rien, car c'est manquer de précision que d'exagérer la précision ; les apophyses nous sont trop inconnues en dimensions et en forme chez un sujet vivant pour servir de base à un calcul mathématique, mais nous nous baserons sur leur plus ou moins grande saillie hors des contours de la colonne pour nous rendre un compte approximatif de l'intensité des rotations.

Tout le monde sait combien il est difficile de reproduire en imprimerie les radiogrammes du tronc. Nous avons dû pour rendre apparents des contours trop peu marqués user de l'artifice suivant : les côtés de la vertèbre, les plans moyens, les disques intervertébraux, les extrémités des apophyses transverses, le point culminant de l'apophyse épineuse ont été marqués d'une ligne noire au pinceau puis nous avons encadré le cliché dans la lumière diffuse du négatoscope Lenoir et nous l'avons photographié. Ce sont les épreuves du positif réduit obtenu que nous présentons ici. Elles ont l'avantage, tout en indiquant consciencieusement la vertèbre, de laisser visibles les autres pièces osseuses que nous aurions dû sacrifier pour faire apparaître une image, insuffisante d'ailleurs, pour la similigravure du rachis abdominal.

Observation XI (personnelle).

Jeanne F...., 15 ans, est présentée à l'Hôpital International vers le mois d'avril 1891. Elle a perdu son père de paralysie générale, sa mère jouit d'une excellente santé.

Sur les sept frères et sœurs qu'elle a eus, trois sont morts d'accidents méningitiques, les autres sont bien portants ; deux sœurs ont été momentanément frappées de troubles neurasthéniques. Courageux et intelligents, la mère et les aînés ont su mettre la famille à l'abri du besoin, l'enfant n'a pas eu à souffrir de la misère physiologique. L'ossature ne présente aucun vestige de rachitisme. Mais il existe depuis longtemps déjà un état défectueux du rhino-pharynx.

Les amygdales sont grosses, l'arrière-cavité encombrée de végétations adénoïdes, la bouche toujours ouverte, la voix nasonnée et la respiration toujours bruyante ; l'enfant est maigre, assez pâle, et pourtant aucun symptôme à l'auscultation n'explique cette débilité qui semble bien être une conséquence de la gêne respiratoire.

Depuis quelque temps, on a constaté d'abord qu'elle se penchait à droite, s'abandonnait à des attitudes vicieuses, puis est apparue sous l'omoplate gauche une saillie qui a bientôt pris un volume considérable. C'est alors qu'elle est présentée au docteur Bilhaut.

Le rachis présente alors trois courbures : une dorsale gauche, dont la flèche atteint au moins 25 à 28 millimètres, une compensatrice cervico-dorsale et une lombaire plus faibles. Sous l'omoplate gauche se profile une gibbosité très accentuée, dont la saillie dépasse de plusieurs centimètres le plan de l'autre côté d'ailleurs déprimé. Nous ne possédons malheureusement pas la photographie de l'enfant à cette époque. Un malentendu nous a fait croire que le tirage avait été fait alors qu'il n'en était rien.

Mais il nous reste deux radiographies que nous allons analyser.

Dans la première (fig. 48) l'enfant est simplement étendue sur la plaque. La côte du melon trop postérieure ne déforme pas les contours, mais les ondulations du rachis apparaissent nettement. La courbure cervicale peu accentuée n'a guère modifié la symétrie des images. Au niveau de l'arc dorsal la rotation est telle que les apophyses gauches ont complètement disparu ; du côté droit elles se sont écartées au contraire ; enfin dans la région lombaire le même phénomène s'est produit dans l'autre sens.

La seconde (fig. 49) nous présente l'enfant soumise à une traction de 48 kilogrammes dans l'appareil de Mathieu, le dos en dessous étendu sur une plaque que supportent les tiges destinées à la sangle. Nous y voyons les courbures allongées, atténuées ; toutefois, malgré la puissance de l'allongement l'incurvation persiste... la rotation dorsale a gardé toute son importance, les repères conservent la même position par rapport à la colonne. Le rachis lombaire au contraire est redevenu non seulement droit mais symétrique, ce qui confirme bien nos idées sur la fixité des rotations dorsales et la mobilité des rotations lombaires.

L'enfant porte alors, selon l'usage du service, trois ou quatre corsets plâtrés appliqués dans l'extension jusqu'au 15 février 1902, date à laquelle on décide de la soumettre au traitement que nous venions de proposer. Elle est encore sensiblement dans le même état qu'à son arrivée ; une scoliose de cette importance ne s'amende pas en six mois.

Il s'agit là d'une scoliose de la troisième phase ; nous appliquons immédiatement un tampon compensateur et un compresseur au niveau de la côte de melon...

Les injections de glycérine sont faites régulièrement ; le volume est porté à 500 grammes, et 40 jours après, à l'enlèvement du corset, nous constatons que la plus grande partie de la gibbosité a disparu, que le compresseur a en quelque sorte moulé le corps sur sa convexité ; nous regrettons alors de ne pas l'avoir appliqué plus large car à la partie supérieure quelques arcs costaux soulèvent encore la pointe de l'omoplate. Nous le replaçons un peu plus haut ; et du 25 mars au 19 mai, l'enfant subit une nouvelle poussée ; malheureusement, pendant la pose du corset le compresseur a été ramené vers le ventre, aussi à son enlèvement nous constatons que l'effet en a été très faible ; il s'est même produit sur l'une des apophyses épineuses une petite escarre, large de quelques millimètres et très superficielle. Nous recommençons une dernière fois, et le 14 juin, à l'ouverture du corset, les résultats sont les suivants : il n'existe plus la moindre gibbosité ; les omoplates et les épaules sont sur un même plan et au même niveau. Libre ou dans l'extension, la ligne des apophyses est rectiligne comme le montrent les *figures 50, 51 et 52*, sur lesquelles on voit la zone rougie par le compresseur.

La radiographie nous montre, que s'il persiste un certain degré de courbure, le retour des vertèbres dans le plan sagittal s'est effectué ou à peu près, les apophyses transverses se projettent symétriquement, la colonne n'est pas sortie de son champ de rotation normal ; il s'agit maintenant d'une deuxième phase, peut-être même d'une première.

Observation XII (personnelle)

Georgette O..., 17 ans, est amenée le 18 avril à la consultation du docteur Billhaut qui la confie à nos soins. C'est une jeune fille de grande taille, de large carrure, présentant tous les caractères d'une santé florissante. Les antécédents personnels et héréditaires sont, comme l'histoire des peuples heureux, sans intérêt. Sa vie a été celle d'une jeune fille dans une famille aisée, confortable, à l'abri du surmenage et des négligences. A l'âge de 14 ans, elle a commencé à se dévier, ses occupations étaient alors l'école et le piano, et nous avons pu constater par nous-même qu'elle avait actuellement l'habitude néfaste de s'incliner sans cesse, tantôt sur une hanche, tantôt sur l'autre, de pencher toujours en sens inverse le tronc et le cou, ce qui donne à sa démarche l'allure serpentine dont parlent les auteurs américains ; tout porte donc à croire que cette nonchalance dans l'attitude devait se manifester au plus haut point dans la position scolaire, l'on attendait alors la guérison du temps et de la formation.

Puis comme le mal empirait, on se décida à un traitement plus actif ; c'est alors qu'elle nous fut amenée.

A son arrivée, nous constatons une scoliose sigmoïde dont les deux courbures, lombaire et dorsale présentent des caractères tout différents. L'arc dorsal, n'a pas plus de 16 à 18 mm. de flèche, et pourtant à l'inverse de ce qui se passe d'ordinaire chez les enfants (*fig. 53 et 55*), il est assez fixé pour qu'aucune traction ne puisse le modifier de façon bien nette. D'ailleurs l'omoplate est fortement soulevée et écartée par une côte de melon volumineuse ; son bord spinal s'écarte de plus de dix centimètres tandis que le bord homologue de l'autre côté vient presque en contact avec la médiane ; il existe une rotation assez forte, c'est ce que montre le radiogramme (*fig. 54*) où l'on voit les apophyses transverses droites disparaître, masquées par le corps vertébral. A notre avis, l'incurvation survenue plus tardivement a rencontré des plans osseux plus fermes qui ont exigé une apparition prématurée des déviations angulaires fixées. Quoi qu'il en soit, il s'agit là d'une scoliose dorsale de la troisième phase.

La colonne lombaire au contraire est largement déviée. La distance au bord droit de la silhouette est double de sa distance au bord gauche dans la station debout (*fig. 53*), mais si vous suspendez la malade (*fig. 55*) ou si vous la faites seulement coucher sur une plaque radiographique (*fig. 54*), la suppression des poussées verticales suffit pour qu'elle apparaisse presque rectiligne et bien orientée.

Le 19 avril, un appareil plâtré avec compresseur et compensateur est posé ; pendant quarante jours, la glycérine repousse peu à peu la saillie sous-scapulaire, et lorsqu'on ouvre le corset, l'omoplate droite s'est rapprochée, l'omoplate gauche écartée, ce qui prouve bien la rotation en bloc de l'arc costal ; la courbure dorsale est redressée, l'incurvation lombaire améliorée ; la famille se déclare ravie du résultat. Néanmoins, comme il subsiste un peu de dissymétrie dans les masses scapulaires, nous posons un nouvel appareil après un repos de deux jours, le 16 mai. La jeune fille résidant en un point assez éloigné de la banlieue, nous sommes obligés de faire les injections plus rares et plus massives, il en résulte quelques gênes locales et une petite escarre au niveau d'un pli cutané sous l'omoplate droite et qu'on voit dans la *figure 56*. Le 14 juin 1902, après avoir fendu le corset, nous ne trouvons qu'une cambrure à grand rayon, au niveau de la taille, cambrure que la traction élimine presque entièrement (*fig. 56 et 58*). Le dos est parfaitement plat, les omoplates ont repris leur place à des distances à peu près égales de l'axe médian. La radiographie montre (*fig. 57*) que s'il persiste une ondulation du rachis, les vertèbres ont repris leur attitude antéro-postérieure. Le moindre soutien latéral sera efficace contre ces courbures et l'on décide l'application immédiate du corset avec triangle à coulisses.

Observation XIII (Personnelle).

Marie-Thérèse F..., 15 ans, est amenée le 17 avril à l'Hôpital International pour scoliose. Fille unique de père et mère bien portants, elle a toujours joui d'une excellente santé. Elle a fait à neuf mois ses premiers pas et n'a jamais présenté les moindres symptômes de rachitisme. Vers l'âge de huit ans, ses parents se sont aperçus que la colonne vertébrale commençait à s'incurver, l'enfant menait à ce moment la vie sédentaire des familles bourgeoises. Sa formation intellectuelle nous porte à croire qu'elle dut être studieuse, nous ne savons rien de plus précis à ce sujet. Quelques années plus tard, elle fut soignée par le docteur Frolich de Nancy qui conseilla la gymnastique suédoise et le port d'un corset à béquillons. Comme l'incurvation allait en augmentant, elle est présentée au docteur Bilhaut qui décide de la soumettre au traitement proposé par nous et nous charge de son application.

L'enfant présente alors deux courbures : une dorsale droite de flèche égale à environ 25 mm., une lombaire un peu moins saillante ; la côte de melon est considérable (*fig.* 59), la pointe de l'omoplate droite repoussée presque sur la face externe et surélevée, l'omoplate gauche abaissée dans une dépression et très près de la ligne spinale. Nous constatons dès maintenant que la suspension la plus rigoureuse ne modifie en rien la courbure dorsale, tandis que l'arc lombaire s'allonge et que son rayon augmente (*fig.* 61). La radiographie prise à cette époque nous montre bien (*fig.* 60), en effet, une rotation des vertèbres dorsales telle que l'apophyse épineuse sort du champ de projection de la colonne, une rotation des lombaires assez ordinaire.

Du 19 avril au 16 mai et du 16 mai au 14 juin, deux corsets avec compresseur sont appliqués et absorbent chaque fois jusqu'à 550 cc. de glycérine ; le 14 juin, le deuxième corset est enlevé ; nous nous trouvons alors en présence de l'état suivant : sous l'omoplate droite une tache un peu rouge, visible d'ailleurs sur la *figure* 62, marque l'emplacement du compresseur, mais la peau n'est nulle part entamée ; même dans la station debout, les courbures se sont atténuées, les omoplates se sont, l'une écartée, l'autre rapprochée de la verticale médiane ; l'énorme côte de melon a cédé de toute sa saillie postérieure ; le contour du corps est encore altéré, le dos est plat. Si nous regardons l'épreuve radiographique, nous voyons que les apophyses transverses de droite apparaissent maintenant démasquées par le rachis, les apophyses épineuses ne sont pas visibles sur le cliché, il y a eu rotation en sens inverse (*fig. 63*), mais ce qui est remarquable, c'est que, ainsi que le montre la *figure 64*, si vous tirez alors la corde de la moufle, la ligne des apophyses épineuses, revient cette fois dans la rectitude absolue, le contour du corps est bon, les omoplates à peu de chose près à leur place, il s'agit bien maintenant d'une scoliose de la deuxième phase ; mettez à l'enfant un corset de Sayre dans cette position et, dans quelques mois, un corset muni du triangle à coulisse suffira pour la maintenir en bonne attitude.

Il nous paraît démontré par ces quelques exemples que l'application du compresseur et du tampon compensateur chasse bien l'arc costal de ses positions néfastes et le ramène en bonne attitude, que la colonne devient alors extensible jusqu'à la ligne droite ; nous recueillons aussi des faits précédents cet enseignement que les injections de glycérine ne doivent pas dépasser vingt grammes ; qu'il vaut mieux fractionner et diminuer que d'augmenter en espaçant ; on s'exposerait à de légères escarres qui, pour n'avoir aucune gravité, n'en sont pas moins fort désagréables ; l'idéal est donc de faire pratiquer l'injection tous les jours par la famille.

Dans l'avenir, nous espérons expérimenter l'usage du triangle à coulisse et lui donner la consécration de l'expérience.

Pour le moment, nous savons qu'une gibbosité chez l'enfant ne doit pas être déclarée incoercible ; qu'il faut commencer par la vaincre, pour tenter ensuite le redressement de l'axe rachidien.

CONCLUSIONS

Autant il est facile de résumer les faits simplement constatés par l'observation scientifique, autant il est difficile
de rappeler en peu de lignes les déductions successives
d'un travail présentant un caractère analytique, sans en
altérer l'esprit général.

Néanmoins, nous croyons pouvoir tenter de conclure
ainsi :

A l'origine d'une scoliose, nous trouvons généralement :

1° Un terrain préparé par des altérations pathologiques
(*rachitisme*), par des causes de débilité de toute espèce
(âge, maladie, etc.) ;

2° Une cause déterminante qui rompt l'équilibre, fait de
la pesanteur une force nocive, amorce en quelque sorte les
phénomènes consécutifs (inclinaisons scolaires, inégalités des membres inférieurs, etc.).

Ces causes se suppléent réciproquement. Un rachitique
invétéré s'incurvera sous l'influence d'une cause insignifiante et indécelable ; par contre une attitude vicieuse

marquée et prolongée arrivera à modifier la statique vertébrale d'un sujet sain.

La cause déterminante peut persister, et continuer d'agir pour son propre compte ; elle peut disparaître et jouer le rôle de la pression sur la détente d'un fusil qui fait partir la balle sans qu'on puisse dire que le doigt a fourni l'énergie propulsive.

De toute façon, les phénomènes se succèdent en vertu de lois mécaniques qui apparaissent nettement, et s'enchaînent les uns aux autres jusqu'à ce que les réactions organiques aient pris le dessus.

Aussi, disons-nous, quelle que soit la cause d'une scoliose, l'agent réel « immédiat » qui produit les déformations c'est la pesanteur : la pesanteur qui, ainsi que nous tenterons de le démontrer dans des études ultérieures, est impuissante contre un rachis normal, mais qui devient efficace si les systèmes mécaniques sont modifiés ou les résistances atténuées.

Cette force, en vertu de la constitution du rachis, imprime aux courbures une plus grande fixité par la présence d'écarts d'orientation de la vertèbre.

Ces écarts se manifestent à nous par la gibbosité postéro-latérale dite côte de melon.

Pour traiter une scoliose il convient de :

Soulager l'axe rachidien du poids des régions supérieures à l'aide d'un corset inamovible, le corset de Sayre.

Ramener autant que possible l'axe sagittal de la vertèbre dans l'axe sagittal du corps par l'application du compresseur et du compensateur.

Dès leur première application le sujet sera peut-être encore scoliotique, il aura cessé d'être bossu.

Tout permet d'espérer que le rachis aura alors l'attitude la plus favorable au redressement.

La rectitude, obtenue après guérison, ou simplement menacée à l'origine, il suffira de corriger les défaillances de la musculature par l'application de l'appareil dit triangle à coulisse, ou de quelqu'autre similaire, pour garantir l'enfant contre la cause d'inflexion la plus active.

Telles sont les conclusions de notre étude.

Lorsqu'un être sain de corps et d'esprit se voit frappé des stigmates odieux de la scoliose, il se passe en lui quelque chose de pire qu'un trouble respiratoire ou les gênes mécaniques de l'attitude, c'est la conscience des lendemains profondément modifiés, des activités infécondes, et des espérances toujours déçues.

Rendre une apparence de santé à un dégénéré qu'un souffle emportera, c'est bien !!

C'est peut-être mieux de rendre à des hommes capables d'action et prometteurs d'avenir une vie qui vaille la peine d'être vécue.

BIBLIOGRAPHIE

Avoir tenté de donner une théorie analytique complète de la scoliose nous obligerait, sous peine d'omissions injustes, à combler un volume de noms illustres. Le traitement proposé par nous n'a pas encore de bibliographie. Nous nous bornerons à citer comme source des notions qui nous ont servi, les travaux du professeur Lannelongue et de ses élèves, et des orthopédistes, Adams, Albert de Vienne, Barwell de Londres, Beely, Billhault, Bouland, Bouvier, Brodhurst, Dally, Eulenburg, Fisher, J. Guérin, Hoffa de Wurzbourg, Judson, Kirmisson, Lorenz de Vienne, Nicoladoni, Roth, Sayre, Schultess, Staffer, Julius Wolff et les membres de l'American Orthopedic Association.

Citons comme ayant été nos livres de chevet ou nous ayant apporté des notions spéciales plus précises :

Babinski. — Sur une déformation particulière du tronc causée par la sciatique. *Arch. de neurologie*, n° 43.

Béclard. — La courbure latérale du rachis dépend-elle du voisinage de l'aorte? *Bulletin des prof. de la Faculté de médecine de Paris*, 1812, t. III, p. 434.

Billaur (M.). — Trait. de la scoliose. *Ann. d'orth. et de chir. prat.*, novembre 1897.

Bouchard. — Article Rachis. Dict. encycl. des sciences médic.
      no 426.

Bouvier. — Article : Vertébral in Dict. de méd. et de chir. prat.,
      xv, n° 634, 1836 et article Orthopédie, ibid., 1834, t. xii.

Broca (A.). — Note sur les scol. troph. Gaz. heb., 28 sept. 1888.

Calot (de Berck). — Sur la correct. opérat. des scol. graves.
      Revue Internationale de chir. et d'orth., 1897.

Dayez. — Etude de la scoliose et de son traitement. Th., Paris,
      1900.

Duchenne (de Boulogne). — Electrisation localisée. Paris, 1861,
      n° 826.

Duplay. — Diagnostic et trait. de la scol. Chir. clin., sept.
      1890.

Lüning et Schulthess, Villemin. — Atlas manuel de chirurgie
      orthopédique. Baillière et fils, 1902.

Nélaton et Péan. — Dév. du rachis. In Elém. de path., Paris,
      1870.

Phocas. — Déformat. thorac. unie à l'hypertrophie des amyg-
      dales. Revue d'orth., n° 3, 1890.

— Thérapeutique chirurgicale et chirurgie journalière. Paris,
      Vigot, 1901.

Redard P. — Traité prat. de chir. orthop., p. 281 à 661, Paris,
      1892.

Redard et Laras. — Chirurgie infantile et orthopédique. Atlas
      de radiographie. Paris, Masson, 1900.

Transactions of the American orthopedic association. Articles
      des profes. Judson et Lowett, Philadelphia, 1901.

Wolf Julius. — La théorie de la pathogénie fonct. des défor-
      mations. Traduct. M. Bilhaut. Coccoz, Paris, 1897.

Zander. — Om den habituela Scoliosens behandling medels.
      Mekanish Gymn. Nordiskt med arch., t. xxi. 1889, n° 22.

Zeitschrift für Orthopadische chirurgie. Alb Hoffa Stuttgart,
      1902, Article de Lüning et Schulthess sur les expériences
      de Lowett.

IMPRIMERIE F. DEVERDUN, BUZANÇAIS (INDRE).

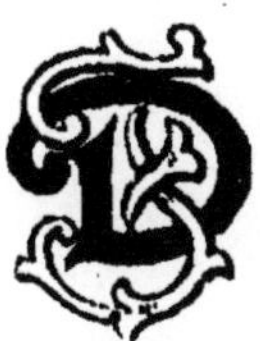

BUZANÇAIS (INDRE). IMPRIMERIE F. DEVERDUN.

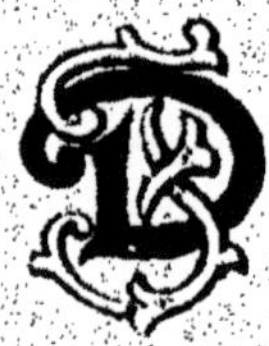

BUZANÇAIS (INDRE), IMPRIMERIE F. DEVERDUN

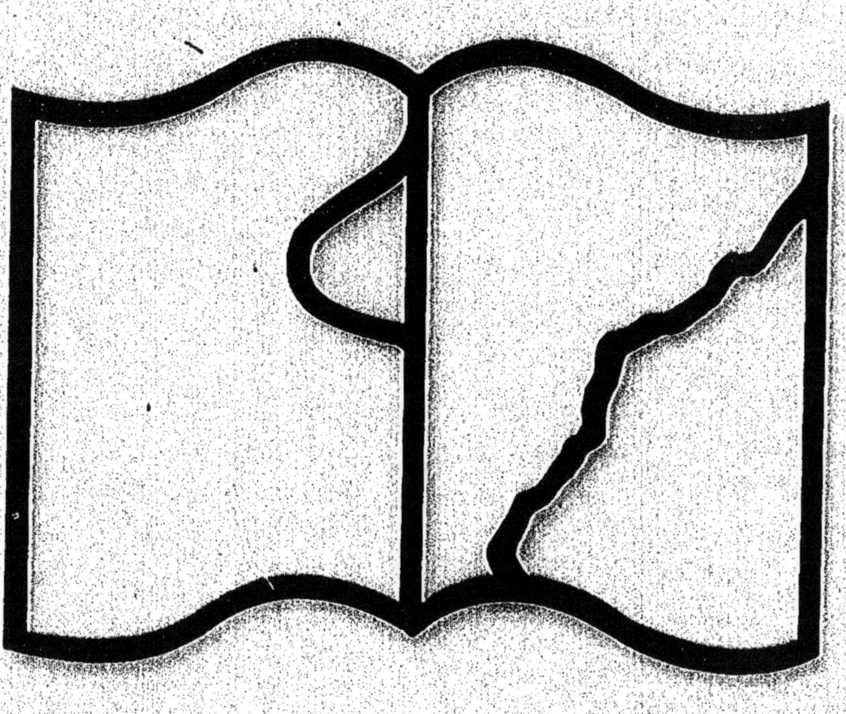

Texte détérioré — reliure défectueuse

NF Z 43-120-11

www.ingramcontent.com/pod-product-compliance
Ingram Content Group UK Ltd.
Pitfield, Milton Keynes, MK11 3LW, UK
UKHW021228140726
13695UKWH00002B/819